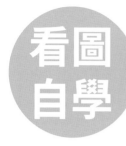

看圖
自學

初めの一歩は絵で学ぶ漢方医学
漢方の考え方や使い方のキホンがわかる

漢方醫學

日本北里大學東洋醫學總合研究所、漢方鍼灸治療中心
藥劑師 緒方千秋　藥劑師 坂田幸治／著
簡毓棻／譯

氣血·五行·四診·八綱，一本書讀懂
漢方·生藥原理與基礎運用方法

前言

　　筆者從事漢方醫學的藥物治療，今年總算進入第三十年。最初，我所受的藥學教育中，在漢方醫學方面頗有不足，學生時代幾乎沒有機會好好學習。直到我進入日本北里大學東洋醫學綜合研究所後，為了學習前輩們的知識與技術，每日精心鑽研。不知不覺中，也成了能指導後輩的人。

　　在這期間，我曾回首自己進入漢方醫學這一行的契機。我自小學四年級開始學習華道（花道）、茶道，可以說，童年時期都浸淫在日本傳統技藝的環境下。

　　漢方醫學是日本的傳統醫學，診斷患者病症的方法與選擇漢方藥的方法並不僅限於單一一種。即使是相同症狀，依據每個人不同的體質，以及患病期間長短所選擇的藥方也各不相同，因而需要深入理解的要因非常多。因此，這本書期望以筆者曾在學習與教育的不同立場所得到的經驗，為各位讀者盡力解說關於我對漢方醫學的獨特思考。

　　漢方醫學是日本的傳統醫學，也是與生活息息相關的醫療體系。我之所以能每日維持健康生活，是因為將漢方醫學的知識融入於生活，我對此相當自豪。另外，身為一名藥劑師，本書中也收錄了許多關於漢方藥的藥材，也就是生藥的資訊。請各位務必活用本書的各種資訊，如果能因此擁有健康生活，我將感到無比榮幸。

　　最後，本書得以編纂成書，要感謝各方人士的協助。株式會社Beecom的拓植先生、負責插畫的沖元先生，謝謝你們不厭其煩地與我開會，還有向我提案的株式會社JIHO的輿水先生，由衷感謝各位。

緒方千秋

i

目錄 CONTENTS

Introduction　歡迎來到漢方醫學的世界 ……………………………………1

| 第1章 | 漢方醫學 | 3 |

1-01　漢方醫學及由來 ……………………………………4
1-02　漢方醫學與東洋醫學 ………………………………6
1-03　漢方醫學的特徵 ……………………………………8
1-04　漢方醫學中所說的健康 ……………………………10
1-05　漢方醫學的適用範圍 ………………………………12
　　　專欄　鑑真和尚帶來的漢方藥 ……………………14

| 第2章 | 漢方醫學的症狀與診斷 | 15 |

2-01　掌握症狀「證」的流程 ……………………………16
2-02　四診 …………………………………………………18
2-03　同病異治與異病同治 ………………………………20
2-04　問診 …………………………………………………22
2-05　望診 …………………………………………………24
2-06　聞診 …………………………………………………26
2-07　切診與脈診 …………………………………………28
2-08　氣血水 ………………………………………………30
2-09　氣的失調 ……………………………………………32
2-10　血的失調 ……………………………………………34
2-11　水的失調 ……………………………………………36
2-12　漢方醫學看疾病的成因 ……………………………38
2-13　五行說 ………………………………………………40
2-14　陰陽論 ………………………………………………42
2-15　八綱 …………………………………………………44
　　　專欄　日本發展出的腹診 …………………………46

| 第3章 | 漢方藥的基本 | 47 |

3-01　何謂漢方藥 …………………………………………48
3-02　漢方藥的劑型 ………………………………………50

3-03 漢方藥的取得方式 …………………………………… 52

3-04 煎劑與濃縮科學中藥 ………………………………… 54

3-05 漢方藥的服用方法 …………………………………… 56

3-06 漢方藥的藥效發生時間 ……………………………… 58

3-07 安全性 ………………………………………………… 60

專欄 藉由各種組合而改變內容的漢方藥 …………… 62

第4章 生藥 63

4-01 何謂生藥 ……………………………………………… 64

4-02 生藥的發現 …………………………………………… 66

4-03 三品分類 ……………………………………………… 68

4-04 性味 …………………………………………………… 70

4-05 生產與流通 …………………………………………… 72

4-06 產地 …………………………………………………… 74

4-07 日本藥局方 …………………………………………… 76

4-08 成分與安全性 ………………………………………… 78

4-09 生藥名稱的由來① …………………………………… 80

4-10 生藥名稱的由來② …………………………………… 82

專欄 生藥產地巡禮 …………………………………… 84

第5章 學習養生、漢方醫學的知識 85

5-01 養生 …………………………………………………… 86

5-02 漢方醫學中的飲食 …………………………………… 88

5-03 本草與藥膳 …………………………………………… 90

5-04 飲食相關概念 ………………………………………… 92

5-05 藥膳的實踐① ………………………………………… 94

5-06 藥膳的實踐② ………………………………………… 96

專欄 生活周遭的生藥食材 …………………………… 98

第6章 從症狀別來看漢方醫學 99

6-01 虛證與實證 …………………………………………… 100

6-02 感冒 …………………………………………………… 102

6-03 胃炎 …………………………………………………… 104

6-04 失眠症 ………………………………………………… 106

6-05 暈眩 ………………………………………………………108

6-06 過敏性皮膚炎 ……………………………………………110

6-07 肥胖 …………………………………………………………112

6-08 糖尿病 ………………………………………………………114

6-09 唇口與肌膚的問題 ………………………………………116

6-10 更年期障礙 ………………………………………………118

6-11 貧血 …………………………………………………………120

6-12 頭痛 …………………………………………………………122

6-13 月經異常 …………………………………………………124

6-14 疲勞感 ………………………………………………………126

6-15 便祕 …………………………………………………………128

6-16 虛冷症 ………………………………………………………130

6-17 肩頸僵硬 …………………………………………………132

　專　欄　腳氣戰爭 ………………………………………134

第 7 章　服用漢方藥時的注意事項　135

7-01 關於漢方藥的副作用 ……………………………………136

7-02 漢方藥的香氣與味道 ……………………………………138

7-03 漢方藥與西藥的併用 ……………………………………140

7-04 漢方藥間的合併使用 ……………………………………142

7-05 由食品與漢方藥構成的生藥 ……………………………144

7-06 幼兒服用漢方藥時 ………………………………………146

7-07 高齡者服用漢方藥時 ……………………………………148

7-08 孕婦服用漢方藥時 ………………………………………150

　專　欄　在日本學習漢方須知 ………………………………152

附錄1　代表性生藥一覽表 …………………………………154

附錄2　代表性漢方藥一覽表 ………………………………162

後記 …………………………………………………………172

索引 …………………………………………………………173

歡迎來到漢方醫學的世界

聽到「漢方」兩字,你腦海中浮現的是什麼呢?

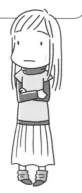

> 聽說對身體很溫和,不知道是不是真的?

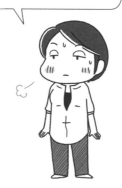

> 我有點不相信漢方藥真的有效……

　　像上面兩位一樣,有很多人雖然想要嘗試漢方藥,但由於缺乏對漢方醫學的認識而猶豫不前。

> 只要擁有正確知識,並與醫生諮詢,就能從自己的身體狀態,找出導致症狀出現的根本原因,再一起找出適當的處方,漢方藥就能協助身體治癒疾病。

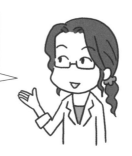

舉例來說，有人每天都為頭痛感到困擾。

　　雖然只要吃幾顆止痛藥就能舒緩頭痛，但卻無法解決導致頭痛的根源問題。

　　頭痛的原因可能是身體虛寒，也可能是血液運行不佳等，漢方醫學能幫助釐清並找出真正的問題根源，使頭痛不再復發。

　　另外，對於西醫所無法治療的症狀，諸如「沒有具體不舒服，但就是覺得哪裡不對」「每天都感到身體很沉重」等，漢方藥都能起到舒緩的作用。

　　漢方醫學雖然給人的感覺很高深難懂，但實際開始接觸並理解，就能知道，這門學問容易入門且對身體很溫和。

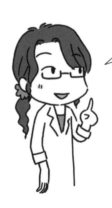

接下來，我要向各位介紹漢方醫學的世界，方便各位將漢方藥帶入生活中。

第 1 章

漢方醫學

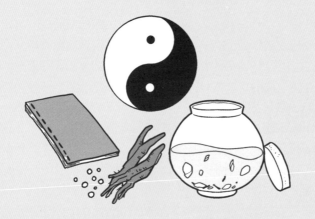

1-01 漢方醫學及由來

名稱由來

現在的**漢方醫學**是由古代中國流傳而來。

漢方裡的「漢」據說是指中國古代的「漢」王朝，又一說是指中國的漢民族。中國傳統醫學的三大古典醫書《黃帝內經》《神農本草經》《傷寒雜病論》據傳是在漢朝時期完成並系統化的。

漢方醫學的歷史

現在日本的漢方醫學歷史是早在約一千五百年前從朝鮮半島傳入。西元七世紀時，日本派遣許多遣隋使與遣唐使進入中國，使得往後日本與中國的交流日漸頻繁，因為這一影響使得日本開始直接與中國學習醫學。直到日本的室町時代（1336～1573年）起，日本開始研發屬出於自己的醫學體系。

當時代邁入江戶時代（1603～1867年），即使幕府施行鎖國政策，卻仍與荷蘭頻繁交流，當時的人們能從長崎出國學習荷蘭醫學。由於當時將荷蘭的文字表記為「阿蘭陀」，因此將荷蘭醫學稱為「蘭方」。相較於此，人們便將之前的主流醫學稱為「**漢方**」，藉此與「蘭方」區隔。

到了明治時代（1868～1911年），歐洲各國的學問與知識相繼傳入日本，此時，醫學領域則轉為以德國醫學為主流。明治十六年（1884年），政府正式施行「只稱學習德國醫學的人為醫師」的法律。雖然至此可以清楚看見漢方醫學的衰退軌跡，但由於和田啟十郎※與其門人湯本求真強力主張漢方醫學的用處，因而逐漸改變人們對漢方醫學的看法。後世不但研發醫療用漢方濃縮製劑，也努力讓臨床的漢方醫學能適用國家醫療保險給付，使得漢方醫學獲得推廣。時至今日，日本無論是醫學或是藥學教育，能學習漢方的機會也越來越多。

Point

漢 這個字是指中國，用來形容從中國所傳來的事物（漢王朝、漢民族、漢字等）。

方 這個字是指手段、方法與技術（方劑、方術、醫方等）。

漢方是日本獨特的名稱。
是以中國傳統醫學為基底，由日本獨自發展而成的。

※註：和田啟十郎（1872～1916年）
在其著作《醫界之鐵椎》（醫界の鉄椎）中補充西洋醫學的不足及漢方醫學的實用性，是復興漢方醫學的先驅。

漢　方

File 01 漢方的療法

漢方藥

以植物的根、葉、花、種子、礦物或
動物、昆蟲為原料所製成。

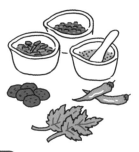

指壓・按摩

不使用道具，徒手刺激經絡與穴位的
療法。

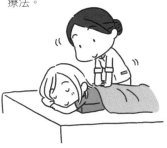

藥膳

使用具有藥效的食材或植物所烹煮而
成的飲食。

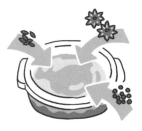

針灸・艾灸

以針灸或是艾灸的方式刺激身體穴位
的療法。

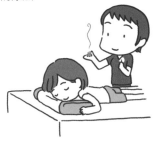

養生

例如，早睡早起等規律的生活。

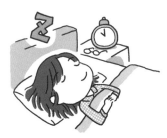

太極拳・氣功

中國傳統的武術。藉由氣的運作調整
身體，強化心臟與肺部功能。

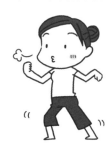

1 漢方醫學

2 漢方醫學的症狀與診斷

3 漢方藥的基本

4 生藥

1-02 漢方醫學與東洋醫學

日本的東洋醫學

對於日本人來說，比起漢方醫學，或許有人會覺得「**東洋醫學**」聽起來比較熟悉。

「東洋醫學」這個名稱出現於明治時代後期。原本是用來區隔歐洲的西洋與亞洲的東洋的詞彙。中國位於東洋，因此將歐洲的醫學稱為西洋醫學，而漢方醫學則稱為東洋醫學。也就是說，在日本，「東洋醫學」與「漢方醫學」都是指中國傳統醫學。因此，無論是「東洋醫學」還是「漢方醫學」，都是日本發明的詞彙。

以世界規模來看「東洋醫學」時的範圍

日本的東洋醫學是指漢方醫學，然而，如果是以全球觀點來看東洋，有時東洋醫學則是指亞洲圈所施行的所有傳統醫學。其他的觀點還有，以中國的立場來看，日本是東洋；而從越南看中南半島也是東洋。總的來說，只要是位於自己國家東側海洋的國家都稱為東洋，要特別留意這點。

在亞洲圈所有的醫學中，中國有中醫學、韓國有韓醫學。中醫學、韓醫學、漢方醫學皆起源於中國，然後再與各個地域與環境、文化相結合後，各自發展成各區域獨自的醫學。

在印度則有「通往長壽的智慧」之稱的「阿育吠陀醫學」，自古延續至今，現在仍受後人重視。

西藏醫學（蒙古醫學）則是喇嘛教僧侶學習與施行的醫學，其深受印度醫學與中國醫學的影響。但是，外科醫學並不發達。現今已發展成為一門不限於喇嘛教僧侶也能學習的醫學。

阿拉伯伊斯蘭醫學是以希臘羅馬的古代醫學為基礎，後受埃及醫學與印度阿育吠陀醫學的影響，在伊斯蘭文化下發展成為體系化的醫學（伊拉克、孟加拉）。

Point
- ◎日本所說的「東洋醫學」是指「漢方醫學」。
- ◎世界所說的「東洋醫學」是指「亞洲圈所施行的所有醫學」。

東洋的定義

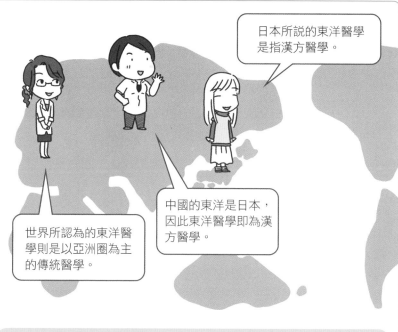

日本所説的東洋醫學是指漢方醫學。

中國的東洋是日本，因此東洋醫學即為漢方醫學。

世界所認為的東洋醫學則是以亞洲圈為主的傳統醫學。

東洋醫學的定義依各國標準不同而有不同解釋

世界的傳統醫學

中醫學	特徵為以提升人類身體與心靈所擁有的自癒力來治療疾病，過程中會使用生藥等。中醫學與日本漢方醫學所重視的理論與診斷法，以及使用的生藥量也有所差異。
阿育吠陀醫學	阿育吠陀醫學認為，心靈、身體、行為或環境等整體的調和，對健康來說非常重要。並且認為與其在生病後才開始治療，更重要的是維持難以致病的身心狀態。藉由維持身心的良好平衡來維持健康。
阿拉伯伊斯蘭醫學	起源於希臘醫學，這是在阿拉伯文化圈、伊斯蘭勢力圈所發展而來的傳統醫學。阿拉伯伊斯蘭醫學認為，生活習慣與環境是導致疾病的原因，必須以飲食療法來治療疾病，而這個飲食療法是加入生活指導與食材性質考量而成。

1-03 漢方醫學的特徵

以身心一如應對的漢方醫學

　　漢方醫學的最大特徵就是認為人與自然是一體的，稱之為**生體觀**。而且，漢方醫學的核心理念是認為人體的各個組織是互相影響的，並認為心理與身體是所謂的「**身心一如**」，也就是一體的，心理的紊亂會顯現於身體上。

　　因此，只要改善了心理，身體病痛也能恢復。也就是說，調整心理與身體的平衡，提高自癒力，就是漢方醫學的治療基礎。

漢方醫學與西洋醫學的差異

　　一般來說，去醫院接受的都是西洋醫學的治療法。西洋醫學具有科學的特性。一旦罹患疾病，西洋醫學會分析原因，藉由藥劑或手術去除病灶。而漢方醫學則不單察看致病原因，更進一步會從身心兩方來做綜合性診斷，讓病患取回身心平衡，維持人體健康。因此，漢方醫學不像西洋醫學，對不同的人都只使用絕對性的治療方法，而是依據每個人相異的身心狀態，各別找出適合該病患的治療法，這點是西洋醫學與東洋醫學最大的異處。

　　舉例來說，面對高血壓患者，西洋醫學會先測量患者的血壓，然後開立降血壓藥物給患者服用，並督促患者要過正確生活。然而，漢方醫學之所以要求患者過正確的生活是基於養生，著眼點在於消除導致高血壓的根本原因。因此，如果該病患是因緊張興奮而導致血壓升高，就會開立能安定神經的藥物給患者，但若患者是因為更年期障礙而導致高血壓，漢方醫師則會選用與婦科相關的漢方藥物。

　　面對食慾不振的患者，西洋醫學通常會對患者做胃部攝影，精確檢查可能有異常的部位，如果攝影結果沒有呈現異常，就不會將該病患視為治療對象。另一方面，漢方醫學在面對同樣的患者時，會詢問患者是否因為壓力而導致食慾不振。漢方醫學重視的是患者的主訴症狀，並由自覺症狀來開立處方。另外，治療時不會只憑消化器官的症狀就決定治療方針，而是會從患者的身心靈來考量。

Point
◉身心一如是漢方醫學的基本思考。
◉漢方醫學將有任何症狀的人視為治療對象。

西洋醫學與東洋醫學的差異

	西洋醫學	東洋醫學
特徵	分析性醫學。將人體細分化，以科學性的檢查與分析結果所得到的證據為依據。 →經過檢查，如無異常，則不治療患者。	綜合性醫學。將人體視為一個整體。 認為身體與心理是不可分割的整體。 →只要有任何症狀，都能做出治療。
治療法	將致病根源細分化，並做徹底檢查，追究其原因。使用以化學合成物質所開發出來的藥物，攻擊細菌與病毒，或是切除病灶。	絕對沒有一種適合拿來治療一萬個人的治療方法，而是依據每個人的狀態，使用漢方藥或是藥膳來進行治療，有時會進行針灸或是艾灸等物理性治療。

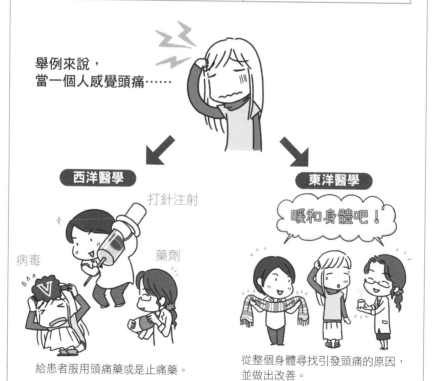

舉例來說，
當一個人感覺頭痛……

西洋醫學

打針注射

病毒　　　　　藥劑

給患者服用頭痛藥或是止痛藥。

東洋醫學

暖和身體吧！

從整個身體尋找引發頭痛的原因，並做出改善。

1-04 漢方醫學中所說的健康

健康是指，身體能因應環境而變化的狀態

漢方醫學和西洋醫學對健康的看法大相逕庭。西洋醫學的認知是必須經由檢查得到正常值，也就是能恆常保持某個數值才算健康。

另一方面，漢方醫學則認為，身體要能因應環境變化才是健康。人的身心靈經常受到飲食、季節與人際關係等外界影響，也會受年齡增長、身體勞累與壓力的內在影響。也就是說，只要有能應對內外環境影響的治癒力，就能維持健康。

因此，漢方醫學將人體無法因應以上變化，導致心理或身體狀態崩潰所出現諸多異常症狀的狀態稱為疾病（病氣）。

為了維持健康，就要恢復失去平衡的身心，此時需要提升自然治癒力並增進體力。

漢方醫學將這裡所說的抵抗力與自然治癒力稱之為「**正氣**」；給予人體不好影響的力量稱為「**邪氣**」，也就是疾病的原因。漢方醫學認為，人之所以會生病是因為正氣遭遇邪氣攻擊，致使身體各處失去平衡。

另外，漢方醫學還有個重要的概念叫做「未病」。未病是指，尚未罹病前的半健康狀態（亞健康狀態），這個說法是基於一種預防醫學的概念，也就是把重點放在人尚未生病前，維持自然治癒力，提升體力，以防止疾病產生。

陰陽論

認為人與自然是緊密不分的生體觀，基本概念是「萬物如太陽與月亮般，可以區分為兩種相互對立的性質」，此即「**陰陽論**」，當陰陽能維持平衡狀態，就是漢方醫學所說的健康。舉例來說，人的睡眠屬於陰，起而活動則屬於陽。

Point

● 漢方醫學所說的「健康」是指，人體在不斷受到環境與年齡增長、壓力的影響之下，有治癒力能應對這些影響的。

● 人體若無法應對內外環境的影響，身心會失去平衡，此即漢方醫學所說的疾病。

File 04　陰陽論

自然界的現象可分為兩相對立的陰與陽

陰的意象

・凝聚・向內・黑暗
・冰冷・安靜

陽的意象

・放射・向外・明亮
・生熱・活動的

雨　　月

太陽

晴

男　　白天

睡眠　　女

活動

靜

動

陰

陽

1-05 漢方醫學的適用範圍

使用漢方醫學的時機

即使健康檢查結果毫無異常，只要身體感到有不適症狀（自覺症狀），漢方醫學都可醫治。另外，潮熱或是焦躁不安等這種在西洋醫學中認定為原因不明的不定愁訴症，漢方醫學也能不靠西藥取得治療效果。

高血壓、高血脂、糖尿病等慢性疾病或是過敏等疾病，醫師必須長期管理患者狀態時，漢方醫學還能協助病患改善生活品質。漢方醫學將身體與心理視為一體，所以心理的問題會呈現在身體的不適上，此時首要穩定患者的精神層面，如此，將能期待有助改善患者身體的不適。

運用漢方醫學與西洋醫學各自的長處

然而，也有不適用漢方治療的情況。若遇到非常緊急的疾病、大量出血、需要手術介入的情況，仍應以西洋醫學為優先。

舉例來說，雖然漢方醫學能幫助人們預防感冒，但實際上，當人因感冒發高燒到39度，喉嚨腫且發不出聲音，有時直接使用西洋醫學會比較好。所以，應好好理解西洋醫學與漢方醫學各自的特徵，依據不同情況加以選擇使用，有時也可兩者並用。可以說，依照每個人的健康狀況選擇適合的醫療方式，對於維持健康非常重要。

統合醫療是指，以西洋醫學為前提，再結合上替代療法及傳統醫學，以提升病人生活品質的醫療方式。我相信，未來是統合醫療會越來越發達的時代。

Point

- 西洋醫學無法應對原因不明的疾病，但只要有自覺症狀，漢方醫學就能協助改善與治療症狀。
- 當病人需要及時治療，西洋醫學比漢方醫學更適合。
- 對於某種疾病或是某個病人，要能適當地使用西洋醫學與漢方醫學很重要。

漢 方

File 05 適合漢方治療的疾病

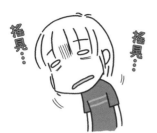

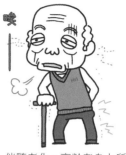

- 虛弱體質。
- 心理與身體有各種不適、體力低落的狀態（疲勞、倦怠感）。

- 伴隨老化，高齡者身上所產生的各種症狀（腰痛等）。

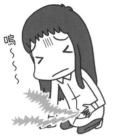

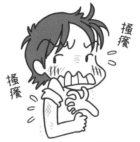

- 頭暈、耳鳴、虛冷症、月經不順等。

- 過敏性疾病（過敏性皮膚炎、氣喘）。

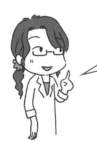

其他還有：
- 身心症、不定愁訴症、神經衰弱症、失眠症等
- 以自覺症狀為主的疼痛與僵硬、瘀結
- 慢性胃炎、慢性肝炎、高血壓、糖尿病等需要長期管理的疾病
- 減低西藥的副作用
等症狀，漢方治療都有效。

咦！漢方治療能對應這麼多症狀啊！

只要是藥物與打針都無法治療的症狀都使用漢方治療就對了。

1 漢方醫學

2 漢方醫學的症狀與診斷

3 漢方藥的基本

4 生藥

13

鑑真和尚帶來的漢方藥

　　漢方醫學是以誕生於中國的中國傳統醫學為基礎，隨後在日本獨自發展而成的醫學，而這些中國傳統醫學的相關知識是經由當時的遣隋使及遣唐使帶回日本，或者是經由朝鮮傳入的。八世紀時，鑑真和尚從中國唐朝來到日本，他精通醫學，將唐朝的醫學與草藥知識帶進了日本。當初，鑑真和尚來到日本時已經近乎全盲，但是卻能以嗅覺分辨藥物。據說，鑑真和尚後來在唐昭提寺的庭院中栽種了一座藥草花園，並將漢方藥草與香料的調和技術傳入日本。

　　據說，現在收藏了許多聖武天皇物品的京都東大寺的正倉院裡，栽種有許多的藥草植物。

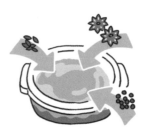

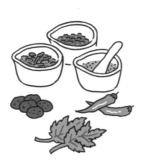

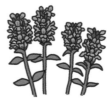

第 **2** 章

漢方醫學的症狀與
診斷

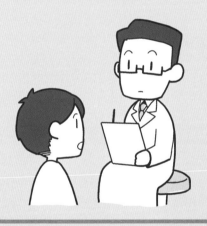

掌握症狀「證」的流程

漢方醫學對症狀，即「證」的掌握方法

不像西洋醫學是依賴機器做檢查，漢方醫師會依據五感對病患進行診療。醫師們會透過觀察患者的外表（**望診**）、碰觸患者的身體（**切診**）、聆聽患者發出的聲音與味道（**聞診**）、詢問患者的自覺症狀、生活習慣與體質等資訊（**問診**）而得到五感的訊息。這種獨特、重視五感的診療方法稱為**四診**，並以四診所取得的資訊來全方位掌握患者在漢方醫學意義上的症狀（**證**），決定治療方針（開立何種漢方藥方劑）。

漢方醫學的生體觀

一般西洋醫學是從生理觀與病理觀來診斷。生理觀是指確認患者目前的身體狀態，病理觀則是確認身體各系統是否出現混亂，再從兩者的結果來決定治療方針。漢方醫學也同樣有生理觀與病理觀，除了有別於西洋醫學的獨特診療方法，基本上學問體系構成與西洋醫學幾乎相同。

人類由食物取得身體所需營養，透過呼吸獲得空氣中的氧氣，並使之循環全身，維持生命。漢方醫學將食物稱為「水穀」、將營養稱為「水穀的精微」、將氧氣稱為「清氣」，以上這些經由名為「五臟六腑」的臟器產生出「氣」「血」「水」這就是漢方醫學獨有的生體觀。

掌握「證」的流程

身體所產生的症狀，在漢方醫學中稱為「證」，為了判斷「證」，必須調查究竟是身體的哪個部位，因為何種原因而產生不適。此時，醫師會使用漢方醫學的各種判斷方法，從各種角度來找出「證」。例如，「想要登上富士山，有許多條道路，無論從靜岡縣或是從山梨縣進入都能爬到山頂」般，找到患者「證」的方法也不單只有一種。

Point

◉漢方治療中，比起找到一個確切的病名，更重視治療此時患者的症狀（證）。這就是所謂的「隨證治療」。

※在日本，漢方藥已經有國家醫療保險給付，因此臨床上使用的機會愈漸增加。但保險理賠時，適用的名目不是漢方醫學特有的（證），而是西洋醫學上的病名，這一點要注意。

File 06 以各種方式來找出症狀（證）

「證」就是身體上出現的症狀。

不單找出病因，也用各種方法試圖找出證

證

煩躁　煩躁

〈找出證的各種判斷方法〉

病因

身體不舒服的原因何在？

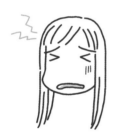

臟腑

不舒服之處是在五臟六腑的哪個部位呢？

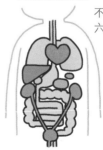

八綱

陰陽、虛實、寒熱等的症狀性質如何，以及表裏哪個部分產生不適呢？

氣血水

氣血水產生怎麼樣的不平衡呢？

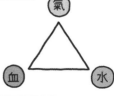

氣

血　水

2-02 四診

掌握「證」的方法……四診

　　四診是依據人類與生俱來的五感所做的診療方法，有問診、望診、聞診、切診四種。診療時，醫師透過四診，可全方位地判斷狀況，掌握患者的「證」，然後決定治療方針。

　　問診是詢問患者本身觀察自己身體狀態與症狀的診療方法。望診是觀察患者的表情、走路方式、臉色、肌膚顏色與滋潤度的診療方法，其中也包含觀察舌頭的狀態。聞診則是仔細聽患者的呼吸與聲音，判斷患者是否有體臭或是口臭的診療方法。切診是透過接觸患者身體來察知患者狀態的診療方法，具體的方法有脈診與腹診。其中，腹診是日本在江戶時代發展出來的獨特診療方法。

　　有時問診會請患者在問診單上作答，或是由醫師或是藥劑師詢問患者的狀況。但大多數看診時，這兩種方式都會使用。漢方醫學相當重視患者的自覺症狀，所以問診非常重要。

　　看診前，醫師會先察看問診單，大致掌握患者的「證」。然而，如果只以這個問診當做判斷依據是有欠周全的，實際上，醫師還要透過視覺、嗅覺、聽覺等對患者進行診療，才能比較全面性地掌握「證」。但是，如果要再進一步確定，就要進行問診與切診，至此才終於能決定最後的「證」。

　　舉例來說，望診時，醫師會觀察病患的舌頭狀態，如果舌頭肥大，表示身體有水分停滯。另外，切診時，如果發現患者的脈象是浮脈，則表示身體有熱，患者可能正處於感冒初期（浮脈是手指輕搭手腕的撓關節就能感受到跳動的狀態）。

　　也就是說，如同見微知著般，藉由察知身體某部分異常。就能掌握全身症狀。

Point

●藥劑師不能為病患做接觸身體之類的切診，但可以做望診。藉由察看患者的臉色、身體狀態與舌頭狀況，就能合併問診結果來判斷患者症狀。
●患者到漢方醫學門診時，有時會因為化了濃妝而使醫師難以進行望診。尤其臉色、黑眼圈與唇色一旦經過化妝，就會隱藏原本的狀態，影響醫師的診斷。如果要去看漢方醫學門診，請盡量以素顏狀態去。

以四診來決定「證」

問診之一

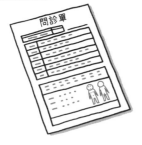

望診

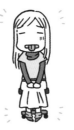

・觀察患者全身各部位。
・檢查舌頭的狀態。
（參考2-5）

・請患者填寫問診單。
・請確認自己有什麼樣的症狀
（參考2-4）。

聞診

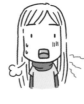

切診

・醫師用手觸摸、按壓，以檢查患
者的脈象與腹部（參考2-7）。

・檢查呼吸、聲音、咳嗽、
體臭、口臭等。
（參考2-6）

問診之二

・以問診單或是目前為止的檢
查為基礎來詢問患者。

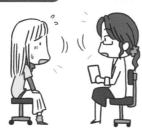

〈決定證〉

2-03 同病異治與異病同治

漢方醫學中，醫師即使面對同樣的症狀，也會使用不同的治療方式來治療，這稱為**同病異治**。

以濕疹患者來舉例，有人特別容易在冬天時下巴兩側皮膚乾燥，濕疹極度惡化，也有人月經前，額頭部位的濕疹就更加惡化。同樣是濕疹惡化，原因卻有皮膚乾燥或月經來臨前這兩種，對此所需使用的治療方法、漢方藥方劑也會不同。想要改善皮膚乾燥，使皮膚重回滋潤狀況，就要使用當歸飲子；要改善月經狀況，則需要改善血流狀況，此時可使用桂枝茯苓丸。也就是說，即使是同樣症狀，也要依據患者的實際狀況，找出致病原因，再施以合適的治療方式。

異病同治

上一段說明了何謂同病異治，然而，漢方醫學也有所謂的**異病同治**。舉例來說，因為身體受寒而引起的頭痛或嘔吐，一般會使用吳茱萸湯這帖漢方藥。或許頭痛跟嘔吐表面上看來是不同症狀，但有時造成頭痛跟嘔吐的原因是相同的。也就是說，身體受寒而引起頭痛，或是身體受寒而引起嘔吐都是由於身體受寒而引起的不同症狀。像這樣的狀況，只要好好活用問診單就能推測出致病原因。身體受寒，在漢方醫學上的證是「寒證」，因此治療時重點要放在暖和身體上。像這樣，藉由從根本上治療疾病，即使身體出現多種複雜症狀，也能同時治療。

即使是相同的病狀，每個人的病因不同，治療方法也會有所不同。因此，漢方醫學中，醫師必須仔細應對每位患者，藉由四診，判斷出綜合性的「證」。這是漢方醫學重視的。

葛根湯是漢方藥中著名的感冒藥，歷史可追溯到兩千年前。葛根湯是《傷寒論》中出現的方劑，據說對改善感冒初期症狀或是肩頸僵硬相當有效。
日本江戶時代出現有「葛根湯醫者」的稱呼與相聲段子。「葛根湯醫者」是指，無論患者是頭痛或肚子痛，甚至是照顧病患的家人，醫生都開立葛根湯做為處方籤，葛根湯的應用範圍就是這麼廣大，且效果極佳。

同病異治與異病同治

〈同病異治〉

症狀①
檢查有無惡寒。

症狀③
檢查是否有發燒。

症狀②
胃痛。

症狀④
流鼻水、鼻塞
或
喉嚨痛、咳嗽。

感冒

即使是同樣疾病，只要症狀不同，治療方法也不同

〈異病同治〉

頭痛

嘔吐

以上症狀皆因身
體受寒引起。

腹痛

暖和身體

不同的疾病，如果病因相同，則治療方法相同

2-04 問診

　　醫師欲判斷患者全身的狀態與陰陽、虛實、五臟、氣血水等有無異常時，漢方醫學的問診能提供非常重要的資訊。首先，醫師會先給患者一張問診單，請患者說出有助診斷的資訊，好讓醫師大致掌握患者的「證」型。接著再藉由望診與聞診找出判斷「證」的根據，接著再以切診確認，最後再一次向患者問診，以確定患者的「證」型。

　　不同的漢方醫學診所有各自的問診單。醫師不只會以問診單上的內容，也會以問診單上筆畫痕跡與文字特徵來判斷患者的體質與個性，這些細節都非常有用。

　　問診時，醫師會針對最想治療的症狀，以及感到在意的症狀向患者發問。舉例來說，如果患者只說自己頭痛，在漢方醫學上無法理解為一個證。必須要再加上其他症狀，比方說頭痛之外，還伴隨怕冷；或是頭痛伴隨頭暈或嘔吐等等，這些引起症狀惡化的條件與傾向都能在問診單上找到蛛絲馬跡。

　　另外，漢方醫學有自己獨特的詢問方式。比方說，醫師一定會詢問患者生活習慣，除此之外，流汗狀況、怕冷或怕熱、睡眠與排尿排便（排泄）狀況等，這些資訊對醫師來說，是掌握「證」的重要依據。

問診單上極重要的重點

- 想藉由漢方醫學治療哪一個症狀（主訴）。
- 平常感到最不舒服的症狀。
- 症狀在什麼時候最容易發作與惡化。
- 生活習慣、健康狀態、體質、食欲、睡眠、排泄狀況、月經狀況、自覺症狀、全身的狀態、頭痛、頭暈、胃腸症狀、排汗方式、怕冷。

Point

● 在漢方醫學中，人體的「排汗狀態」是非常重要的判斷重點。一般來說，運動或是氣溫升高時，流汗很正常，但是，如果是與氣溫升高無關的流汗，或是只是稍微動一下就流汗，就要特別注意。因為身體也會因虛勞狀態而流汗。因此，即使是流汗，狀況不同，漢方藥方劑的選擇也會有所差異。

問診單

睡眠	良好・普通 睡眠品質不佳（內容：難以入睡、半夜醒來、無法熟睡、其他　　　　） 經常作夢、白天很好入睡、經常打呵欠卻沒有睡意
食欲	良好・普通 沒有食欲（內容：沒有食欲也吃不下、沒有食欲但吃得下、其他　　　　） 吃不下（內容：沒有食欲也吃不下、沒有食欲但吃得下、其他　　　　）
小便	良好・普通 排尿次數（一天　　次，其中夜尿次數有　　次） 排尿次數多　排尿次數少 每次的量偏多　每次的量偏少　排尿困難　排尿疼痛　漏尿　殘尿感
大便	排便次數（一天　　次或是　　天一次） 排便次數偏多排便次數偏少 大便的軟硬度的異常（內容：顆粒狀、硬、軟、泥狀、水樣、其他　　　） 正在服用幫助排便或是治療下痢的藥物（藥物名稱　　　　　　　　）
全身症狀	容易疲勞　身體有沉重感　感覺慵懶　性欲減退　盜汗　不易流汗 身體容易流汗的部位（部位：臉、腋下、手掌、腳底、全身、其他　　　）
精神	憂鬱　不安感　恐慌　健忘　沒有衝勁　容易發怒　焦躁不安　容易受驚嚇 情緒起伏激烈（過多的情緒有：憤怒、開心。憂慮、憂鬱、害怕、其他　）
頭	頭痛　頭部沉重感　腦鳴　站起時容易眼前一片黑　潮熱　頭腦一片空白　暈車暈船 頭暈（頭暈狀況：天旋地轉、輕飄飄、其他　　　　　　　　　　　　）
眼睛	視力低落　眼睛疲勞　視力迷茫　眼球容易充血　眼睛睜不開　容易有黑眼圈
鼻子	打噴嚏　流鼻水　鼻水會倒流到喉嚨　鼻塞　流鼻血
耳朵	耳鳴　重聽　耳朵有塞住的感覺
口	口乾　口苦　嘴巴裡總是黏黏的　總是在分泌口水　沒有味覺 感覺口中有異味　舌頭痛　容易得口內炎　嘴唇乾裂
喉嚨	喉嚨痛　喉嚨有異物感　喉嚨不適　容易感到口渴　一直喝水　講話聲音不清楚
胸部	有痰（痰的顏色：白、黃、咖啡、紅、綠、其他　　　　　　　　　　） 咳嗽　呼吸時有咻咻聲　呼吸中止　心悸　胸痛　胸悶　喘不過氣來　胸部有灼熱感
腹部	心下痞　心下痞痛　消化不良　打嗝　想吐　嘔吐　腹脹　腹鳴　經常放屁 腹痛（疼痛部位：肚臍周圍、下腹部、右脇腹部、左脇腹部、其他　　　）
皮膚	粗糙　溼答答　搔癢　凍瘡　長疹子等　指甲脆弱　容易掉髮
手足	手部僵硬　手足沉重感　雙腳無力　雙腳顫抖　腳抽筋
月經相關	月經不順　經血量大　經血量小　月經痛　排卵痛　經前症候群 經前疼痛　異常分泌物

2-05 望診

漢方醫師在看到病患時，就已經開始透過患者外觀的體格、動作、姿勢、臉色、表情、皮膚與頭髮狀況在蒐集患者相關資訊。藉由望診，可以掌握患者身體的狀態，這一切都是為了判斷患者的「證」所收集的資訊。

其中，尤其以醫師對患者的第一印象最為重要，這對掌握「證」是極關鍵的因素。當然，只憑藉第一印象就下判斷是不足夠的。醫師需要觀察患者全身狀態，比方說，透過營養狀態、骨骼狀態以及動作等來判斷患者的體質。然後，再進一步觀察患者身體的細部狀態。具體來說，即臉色、眼睛、皮膚、黏膜、毛髮等顏色與營養狀態等。如果眼睛無神、有疲勞感時，表示患者有氣虛的情況；臉色發白、有落髮狀況者則屬血虛。醫師可以如此來判斷患者的「證」。

特別是，醫師能藉由望診，從舌頭的狀態得知患者全身狀況是否平和穩定。舌頭的顏色與形狀、舌苔狀態都是判斷基準，其實不需要靠醫師，我們平常也能自己觀察舌頭的狀態。感覺身體不適時，幫自己做舌診也能窺知身體狀態。

因此，首先藉由望診就能找出身體目前所需的生藥與漢方藥方劑。

生藥

新陳代謝低落	附子
皮膚暗沉，且偏乾燥	地黃
臉色潮紅	桂皮、紅花、山梔子

漢方藥

加味逍遙散	臉型細長、容易有黑眼圈、臉上長斑的神經質型人。
當歸芍藥散	安靜內向、皮膚白皙、肌肉不多的人。
桂枝茯苓丸	有運動習慣、有肌肉、膚色健康的人。
大柴胡湯	肌肉骨骼健壯、有高血壓傾向或是內臟脂肪多的狀態。
防己黃耆湯	水肥型有水腫傾向的人，整體有貴婦感。
抑肝散	憂鬱傾向、容易自言自語或是焦躁不安的人。

望診

〈臉部的檢查要點〉

黑眼圈
（血虛）

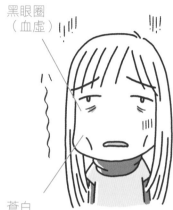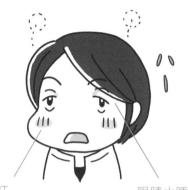

蒼白
貧血（血虛）

潮紅
興奮（氣逆）

眼睛水腫
（水毒）

〈舌頭的檢查要點〉

大而腫
（水毒）

顏色淡白且有齒痕
（氣虛、水毒）

光滑如鏡
（氣虛）

濕潤又厚
（裏寒、寒濕）

舌下靜脈突起（瘀血）

2-06 聞診

　　聞診大致上可分為兩種，一種是聽聲音的診療方法，另一種是以嗅覺來聞嗅味道的診療方法。一般聞診不太能單獨拿來做為診斷依據，必須要與望診、問診、切診合併進行。

　　以聽覺做診療的方法包含了，聆聽患者說話聲音的狀態與說話方式、呼吸狀態、咳嗽與否、是否有痰、妄言、打嗝不停、打嗝、胃內停水、腹中雷鳴等等。

　　另外，從患者的咳嗽、痰與呼吸聲就能掌握肺部的生病狀態。無論是呼吸慌亂、呼吸虛弱、呼吸急促、呼吸緩慢、氣喘吁吁、呼吸困難、呼吸閉鎖等，都會從患者的呼吸聲聽出些訊息。如果患者氣喘，則無論吸氣時或是呼氣時，特徵是呼吸聲都會很大。乾咳或是濕咳、有沒有痰是分屬於不同證型。舉例來說，若是乾咳，就要選擇能滋潤肺部的漢方藥方劑。

　　其他諸如，胃部有澎澎聲的胃內停水、腸道活潑蠕動所發出的咕嚕聲（腹中雷鳴），腸道在消化食物時也會發出聲音。消化管裡的內容物與空氣在移動時就會發出聲音，咕嚕聲並不表示異常。倒是從聲音強弱可以得知，腸道是否處於亢奮狀態，由此也能做為掌握患者證型的資訊。

從患者口臭與體臭狀態來判斷

　　依據醫師的嗅覺來診療是一種從聞嗅到患者所發出的口臭或是體臭來判斷的診療方法。有時不單只是由醫師來進行，也會同時詢問患者對自己尿液與排便時味道的觀察。體臭與口臭會受到腸胃的活動狀態、代謝是否異常、皮膚狀態、牙周病與否，以及飲食內容的影響。酸臭的口臭，有可能是胃酸逆流導致，此時就要選擇能調整消化功能的漢方藥方劑。

　　藉由聞診能得到的資訊也是在掌握「證」時的重要資訊來源。

Point

●聞診中包含了靠嗅覺診斷的方法，如同「聞香」這個詞彙一般，聞臭也是使用「聞」這個字來表示。

File
11 聞診

〈聲音與臭味的檢查要點〉

聲音

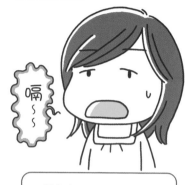

- ·聲音大。
- ·聲音小而且容易中途斷掉。
- ·呻吟。
- ·聲音細微。
- ·有痰音。

呼吸

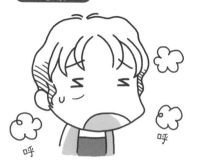

- ·呼吸紊亂。
- ·呼吸微弱且淺快。
- ·一次吐氣的時間長。
- ·一次吐氣的時間短。

咳嗽或痰

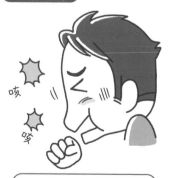

- ·乾咳。
- ·有痰卡住的濕咳。
- ·微弱地咳。

臭味

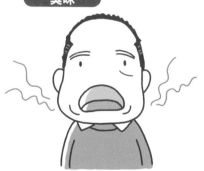

- ·酸臭味。
- ·腐臭味。
- ·分泌物濃厚的惡臭。

2-07 切診與脈診

切診是直接接觸患者的診療方法，大致可以分為查看脈象的脈診，以及查看腹部的腹診。其中，在日本尤其重視腹診。說到脈診，現代醫學是以確認患者的脈搏數、血管的緊張程度、心律是否平穩等為目的。而在漢方醫學中，則能從患者的脈象來掌握整個身體的症狀「證」。

脈診的基本方法是碰觸橈骨動脈。這樣可以得知脈的深淺、快慢、強弱與狀態等。醫師會以中指碰觸患者的手腕橈骨莖突部的內側部位（此處稱「關」「關上」），然後順勢擺上食指與無名指，這兩隻手指各自所碰觸的部分分別為寸（寸口）、尺（尺中）。確認脈象的要點是，脈的快慢、次數、深淺與緊繃感、強弱等。健康者的脈稱為平脈。

以察看腹部來判斷的診察方法⋯⋯腹診

說到腹診，在西洋醫學是藉由觸摸腹部內臟器官或是腫瘤來確認防禦性緊張、壓痛點的反應。然而，漢方醫學則是藉由確認腹部張力的強弱、胸脇苦滿、心下痞鞕、腹部動悸、腹滿、下腹部的壓痛、胃內停水、臍下不仁等來掌握患者的全身狀態，藉由所得「腹證」來選擇漢方藥方劑或是生藥處方。

腹診時的基本原則是，讓患者平躺、兩腳伸直、雙手輕放身側、腹部放鬆。醫師則站在患者左側，以右手手掌或是指尖進行腹診。

醫師感覺患者腹部的反彈力道確認虛實狀態。如果患者腹部反彈力道強，表示是實證；如果反彈力道弱則是虛證；如果反彈力道居中則屬中間證。（請參考6-01）

代表性的腹證

心下痞鞕：肋骨劍突下方有阻抗感⋯⋯⋯⋯⋯⋯⋯⋯⋯⋯⋯⋯⋯半夏瀉心湯、人參湯
胃內停水：胃裡有水分滯留⋯⋯⋯⋯⋯⋯⋯⋯⋯⋯⋯⋯⋯⋯⋯⋯⋯六君子湯、茯苓飲
胸脇苦滿：胸部兩側腫脹難受⋯⋯⋯⋯⋯⋯⋯⋯⋯⋯⋯⋯⋯⋯⋯小柴胡湯、四逆散
臍下不仁：肚臍下方的腹部柔軟、按壓無感⋯⋯⋯⋯⋯⋯⋯八味地黃丸、牛車腎氣丸
小腹急結：按壓左下腹部接近髖骨處有痛感⋯⋯⋯⋯⋯⋯桂枝茯苓丸、桃核承氣湯

切診

File 12

漢方

〈脈診〉

脈診的基本手法

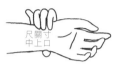

尺關寸
中上口

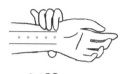

正常脈象
一分鐘的脈搏數在60~80下
有力且飽滿的脈象。

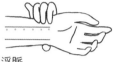

浮脈
輕輕碰觸就能感覺到的脈。
病邪位於身體表面。

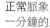

緊脈
強而有力的脈象。
病邪是急性的。

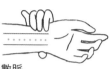

數脈
快速的脈象。
身體的抵抗力正高張。

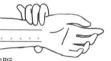

沉脈
強力按壓才能感覺到。
病邪位於身體內部。

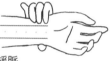

緩脈
弱而平穩的脈象。
病狀是緩慢的。

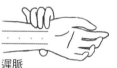

遲脈
很緩慢的脈象。
身體的抵抗力偏弱。

〈腹診〉

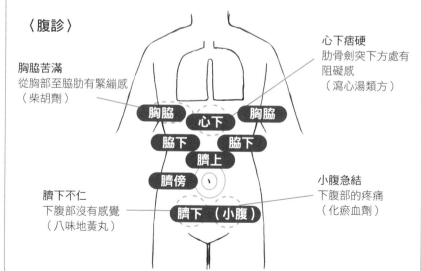

心下痞硬
肋骨劍突下方處有
阻礙感
（瀉心湯類方）

胸脇苦滿
從胸部至脇肋有緊繃感
（柴胡劑）

胸脇　心下　胸脇
脇下　脇下
臍上
臍傍
臍下 （小腹）

小腹急結
下腹部的疼痛
（化瘀血劑）

臍下不仁
下腹部沒有感覺
（八味地黃丸）

1 漢方醫學

2 漢方醫學的症狀與診斷

3 漢方藥的基本

4 生藥

2-08 氣血水

循環人體內的三要素

　　氣血水是漢方醫學中了解身體構造的重要概念，也是構成人體的要素。氣是循環人體的能量；血將營養運送至組織；水具有滋潤身體的作用，也稱為津液。氣血水再加上活力的泉源——精，人體正是靠著這些要素才得以維持生理活動。如果氣血水的平衡崩壞，會引來各種各樣的病狀。

何謂氣

　　氣這個字是從古代中國的哲學或思想而來。氣分為從父母得來的「先天之氣」與能靠自己控制的，比方說從食物或是生活習慣而來的「後天之氣」。另外，從大氣中吸入體內的氣稱為「清氣」，是靠深呼吸取得的「氣」。而病由氣起則是指因為氣的改變而形成各種症狀。因為，氣的異常是由心理與身體兩相結合而成的機能性異常。

何謂血與水

　　血存在於血脈中，有將營養成分運送至全身的功能。

　　血是經由飲食取得的營養轉變而來，也就是血管內的紅色液體。

　　營養成分與氧相結合後，由血循環至全身，以供給組織需要的營養。漢方醫學裡說的血與一般常聽到的血液並不完全相同。血負責運送氣，有將氣輸送至全身的功能。水則是指血以外的所有水分，有滋潤身體各處的作用，可滋潤眼睛與鼻子，使關節活動良好。水是身體消化、吸收飲食後形成的。水是指體內血以外的所有水分，是透明的。人體不需要的水分則形成尿液與汗水排出。

Point

跟「氣」有關的詞彙

●天氣、空氣、電氣、磁氣、景氣等，是表示看不見的能量時所使用的詞彙。
●病氣是指「氣」生病了。
●氣血旺盛、沒血沒淚是指人的個性與情緒。

所謂的氣血水

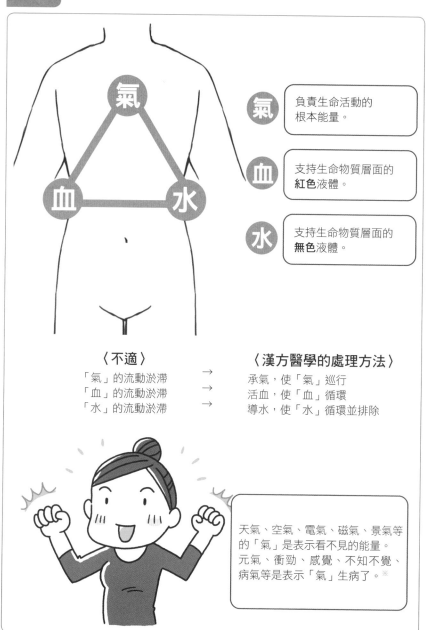

氣　負責生命活動的根本能量。

血　支持生命物質層面的**紅色**液體。

水　支持生命物質層面的**無色**液體。

〈不適〉　　　　　　　　〈漢方醫學的處理方法〉

「氣」的流動淤滯　→　承氣，使「氣」巡行
「血」的流動淤滯　→　活血，使「血」循環
「水」的流動淤滯　→　導水，使「水」循環並排除

天氣、空氣、電氣、磁氣、景氣等的「氣」是表示看不見的能量。
元氣、衝勁、感覺、不知不覺、病氣等是表示「氣」生病了。※

※譯註：這裡的衝勁、感覺、總覺得、病氣在日文中都用了「氣」這個字。衝勁是やる気、感覺是気のせい、總覺得是何気ない。

2-09 氣的失調

氣的作用

如同「病從氣起」所說，氣的改變會引起許多症狀。舉例來說，當氣不足，人的活動力會低落，也會顯得疲勞，這就是所謂的元氣不足狀態。由於氣是由血所運送的，氣的失調有時也會影響血。關於氣會影響身體的作用請見如下說明。

氣的作用	
推動作用	讓血與水在全身各處循環，促進成長與發育。
化生作用	消化功能、交換氧氣與二氧化碳。
統血作用	阻止血往血管外移動的作用。
固攝作用	排泄、調節分泌、將不必要之物排泄出體外，再將必要之物留在體內。
防禦作用	防止病氣的致病物質侵入體內，並加以排除。免疫功能。
濕煦作用	保暖、維持體溫恆定。
氣化作用	將體內的水化成汗排出體外以維持體溫，將多餘水分以尿液排出體外。

氣的不順暢所引起的症狀

如前面所說，氣不足呈現沒有元氣的狀態叫做**氣虛**，是營養不足、過勞、不養生、慢性病的原因。一旦人呈現氣虛，會有發育不良、容易疲勞、下痢、胃脹氣、容易感冒的症狀。

而氣的凝滯所引起的狀態稱為**氣滯**，原因在於壓力與運動不足。症狀有肚子脹滿、打嗝或放屁頻率增加、胸前有灼熱感、喉嚨有異物感，這是由於氣的循環有阻礙而引起的症狀。

Point

● 補氣的漢方藥代表是人參。人參的藥效是能活化腸胃與呼吸系統，提高免疫功能。另外，也有滋養強壯、促進消化、停止下痢、穩定精神、強心與抗疲勞的效果。日本直到奈良時代（西元710～793年），人參才開始廣為人知。

File 14 氣的失調與適用的漢方藥

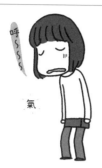

氣虛　氣的量不足

（症　狀）沒有精神、缺乏力氣、倦怠
　　　　　感、食欲不振等。
（生　藥）人參、黃耆、甘草、大棗。
（漢方藥）四君子湯、六君子湯、補中
　　　　　益氣湯、小建中湯。

氣滯　氣處於停滯
　　　　　狀態

（症　狀）經常打嗝與放屁、肚子脹
　　　　　滿、喉嚨有異物感。
（生　藥）陳皮、紫蘇葉、枳實、厚
　　　　　朴、檳榔子、香附子。
（漢方藥）半夏厚朴湯、香蘇飲、女神
　　　　　散。

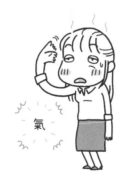

氣逆　氣過度上升

（症　狀）潮熱、只有下半身虛冷、頭
　　　　　暈、頭痛等。
（生　藥）桂皮、吳茱萸、黃連。
（漢方藥）桂枝茯苓丸、桃核承氣湯。

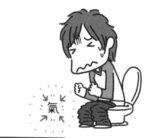

氣陷　氣下降的狀態

（症　狀）胃下垂、脫肛、子宮脫垂
　　　　　等。
（生　藥）生麻、柴胡。
（漢方藥）補中益氣湯、乙字湯。

2-10 血的失調

漢方醫學所說的「血」與西洋醫學的血液，兩者意義相同，但漢方醫學的「血」還包含了循環作用，具有比血液更廣泛的概念。由於血與氣關係緊密，任何一方的狀態不佳，治療時都需要納入另一方來合併思考。

血的作用	
養營作用	將營養運送至各臟器
滋潤作用	給予頭髮、指甲、皮膚等各器官滋潤

★血也與月經和懷孕有關係。

血流不順暢所引起的疾病

血流不順暢分為血不足的**血虛**與血停滯的**瘀血**兩種。血虛時，會因為出血或是月經等消耗大量的血，因而造成全身血量不足。如同前面所說，不單是血，氣不足有時也會引起血虛。主要症狀有：臉色變差、皮膚變得乾燥、頭暈、視力模糊、失眠等症狀。基本上，治療時要以補血為方針。血瘀是血循環變差所引起，究其原因，可能是氣不足、體內有過多的熱、或是體內熱不足所引起，而可能出現的症狀有疼痛、出血、便祕、肩頸僵硬等。一些婦女疾病，例如子宮肌瘤、子宮內膜炎，原因都在於血瘀。以上這些症狀，基本上只要改善血循環就會獲得改善。

另外，關於**血熱**這個熱邪跑到血中時，容易出現流鼻血、出血容易止不住、血尿等症狀。相反地，如果是寒邪跑到血中，稱為血寒，通常會出現月經不順、生理期腹痛、下腹部虛寒等症狀。

女性的月經痛在漢方醫學中分為兩種類型。一種是「氣血水」無法順暢循環全身造成阻滯引起的，另一種是因為「氣血水」不足所引起的。原因各有不同，因此治療時所選擇的漢方藥方劑也有所不同。
另外，在漢方醫學中，跌打損傷所引起的內出血或是瘀腫等可以視為是血液凝滯的淤血狀態，可以使用化瘀血的漢方藥方劑。

血的失調與適合的漢方藥方劑

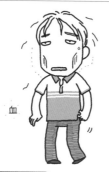

血虛 血不足

（症　狀）貧血、血色不好、皮膚粗糙、脫髮。
（生　藥）當歸、地黃、芍藥、川芎、阿膠、艾葉。
（漢方藥）四物湯、十全大補湯、芎歸膠艾湯。

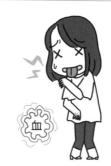

瘀血 血凝滯

（症　狀）疼痛、皮膚暗沉、舌頭或是牙齦呈現紫色。
（生　藥）桃仁、牡丹皮、大黃、紅花、當歸、芍藥、川芎。
（漢方藥）桂枝茯苓丸、桃核承氣湯、當歸芍藥散。

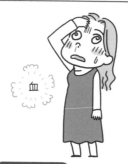

血熱 血中有熱

（症　狀）發燒、流鼻血。
（生　藥）黃連、黃芩、山梔子、黃柏、知母。
（漢方藥）黃連解毒湯。

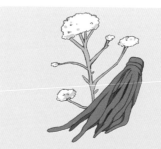

當歸是用於婦科的代表性藥方，具有補血作用，通常多用於血液不足所引起的虛冷、月經不順、更年期障礙等。據說在古時候的中國，曾有位罹患婦女病的妻子，其丈夫出門許久未歸，某日當她飲下藥草，婦女病得治後，丈夫突然回家，人們因此將那位妻子服用的藥草，以「丈夫當真歸來了」為緣由而取名為「當歸」。

2-11 水的失調

水的作用

在漢方醫學裡，水也稱為**津液**，是指血液以外的水分（汗、唾液、胃液、尿液、淚水、淋巴液等）。津是通過體表清澈的水分，而液則是流通身體深層部位、具有黏性的水分。

水的作用	
養營作用	將營養輸送至全身。
滋潤作用	滋潤體內，也就是防止身體乾燥。
清熱作用	將身體不需要的熱與潮熱冷卻下來。
排泄作用	將異物與老廢物質排除體外（分別以眼淚、鼻水、唾液、汗水、尿液的形式排出）。

水的不順暢所引起的疾病

水毒是指，原本應該要有體液的地方有過剩的體液，或是原本不該有體液的地方卻有體液存在的病態狀態。若以陰陽來分類，氣屬陽，而血與水則屬陰。另外，水有時也稱為陰液。

宿醉起因於水毒

治療宿醉最有效的漢方藥方劑是「五苓散」。「五苓散」原本是治療「水毒」有效的漢方藥方劑，它可以調整體內的水流，讓水平均分布。因此，患者若有水腫、下痢、嘔吐、排尿困難等症狀，醫師會開立「五苓散」這個方劑。其他情況如喝了酒會臉紅的人，以及身體變熱的人則是吃黃連解毒湯比較有效。黃連解毒湯也能緩和腸胃等消化系統的症狀與頭痛。另外，有時人會因為短時間內喝下過多冰冷的酒精類飲料而出現下痢症狀。此時的下痢也可以說是因為水毒所引起。

Point
● 在日本，將津液無法正常代謝，導致體內有多餘水分滯留的狀態稱為水毒。

水的失調與可以選擇的漢方藥

〈水的不順暢〉

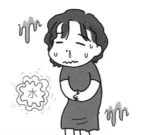

水

| **津液不足・陰虛** | **津液過剩・水滯・濕・痰** |
| 身體一部分或是全身體液不足 | 身體一部分或是全身體液過剩的狀態 |

（症　狀）沙啞、咳嗽、肌膚乾燥、口
　　　　　渴、便祕、關節異常。
（生　藥）地黃、麥門冬。
（漢方藥）八味地黃丸、麥門冬湯、滋
　　　　　陰降火湯。

（症　狀）浮腫、下痢、身體的沉重
　　　　　感、頭痛、起立型暈眩、咳
　　　　　嗽、鼻水、胃有水聲、嘔吐
　　　　　下痢等的胃脹氣、關節的腫
　　　　　脹。
（生　藥）茯苓、澤瀉、朮、防己。
（漢方藥）五苓散、豬苓湯、柴苓湯、
　　　　　真武湯、防己黃耆湯。

〈喉嚨的津液〉

一旦不足
會出現聲音沙啞、乾咳
等症狀。

咳咳

一旦過剩
則咳嗽有痰、流鼻水。

咳咳

〈關節的津液〉

一旦不足
關節液不足，則無法活
動順暢。

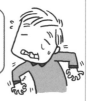

一旦過剩
關節周圍的津液淤塞，
形成腫脹。

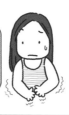

2-12 漢方醫學看疾病的成因

疾病的病因分類

漢方醫學中將疾病的原因分為先天的因素與後天的因素。先天的因素有遺傳性體質，以及對疾病的感受性。

後天的因素則大致分為**外因、內因、不內外因**三個因素。

這個理論來自中國宋代（西元960~1279年）的醫書《三因極一病證方論》上有相關記載。

外因是指，身體從外面受到影響而引起疾病的因素。舉例來說，有時人們會因為天氣熱、濕氣高等氣候或是天候變化因素而使得身體狀況變差。一般來說，若變化不大，人體可以自然對應，但是如果是極端地熱或是冷時，身體因應不及，就會引起疾病。這種不適就稱為六淫（風、寒、暑、濕、躁、火），也就是經由經絡影響身體，使得臟腑發生障礙。中暑或是日射病就是外因引起的疾病。

內因則是指精神性原因，即因為各種情感變化與精神性刺激所引起的身體不適。這種不適稱為七情（怒、喜、思、憂、悲、驚、恐），是由內臟往外發至肢體的疾病。

不內外因則是，生活紊亂與外傷所引起。具體來說，即飲食的過度與不足、疲勞、運動不足、性生活的紊亂等等。

感冒（風邪）也是外因性疾病。然而，實際上任何疾病並不單只是外因或是內因，而是內因、外因、不內外因等複雜的組合所形成。

飲食生活的重要性

江戶時代的本草學者貝原益軒著有《養生調》（養生訓），其中就有「有節制的飲食才是根本」的敘述，也提到「八分飽」才是適量，有點餓的狀態最好。其他還有「五味要均衡攝取為宜」「身體不適時，與其勉強進食，最需要暫停飲食」等，現今仍非常適用。

Point

◉漢方醫學是將身體與心理合而為一思考的醫學（身心一如）。

外因、內因、不內外因

〈外因、內因、不內外因〉

外因

外因

外因

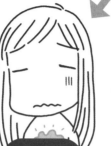

內因

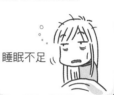
不內外因

飲食生活的紊亂

睡眠不足

七情（怒、喜、思、憂、悲、驚、恐）

〈健康的生活需要注意以下這些〉

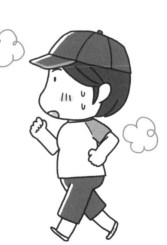

・配合時節的生活步調。
・不吃過多。
・生活不過勞或是怠惰。
・性生活要有節制。
・情緒要安穩。

2-13 五行說

　　五行說是誕生於古代中國的世界觀，認為宇宙中存在的所有物質可以分為五大要素，分別是木、火、土、金、水。這五大元素彼此互相影響，無論是自然界或是人體所有一切皆依五行循環法則而成立。五行說與中國漢代的陰陽說合稱為陰陽五行說。

　　根據五行學說，將人體的生理機能分為肝、心、脾、肺、腎五種臟器，這種說法稱為臟象學說。

　　漢方醫學認為，人體內臟器官的各種功能就等於是五臟六腑。五臟是指肝、心、脾、肺、腎；六腑是指，膽、小腸、胃、大腸、膀胱、三焦。雖然跟現代的內臟器官相似，但概念上更廣泛。五臟六腑並不只是臟器器官的名稱，也包含了該器官的功能與現象。臟與腑各自成對，也容易彼此影響。因此，只要善用臟與腑的關係，就能掌握漢方醫學所著重的「證」。

Point

●陰是月亮，陽是太陽，也就是以太陽可照射到的狀態決定了星期名稱。
●木火土金水也是行星的名稱，木星、火星、土星、金星、水星。

木	草木發芽。萬物蓬生，春。	肝
火	燃燒的火。具有熱的性質，夏。	心
土	象徵大地孕育萬物。	脾
金	象徵金屬，秋。	肺
水	象徵流動的水。孕育生命，冬。	腎

●五臟六腑可代表人體臟器。
●古人將「心」與「身」視為不可分的一體，功能上來説，五種要素也是藉由相生相剋的關係在運作著。
●漢方藥方劑名稱中有五臟名稱者
　抑肝散：壓抑心情。
　歸脾湯：調整消化功能、促使精神穩定。
　清肺湯：改善呼吸器官的症狀。

五行說

〈五行·五臟〉

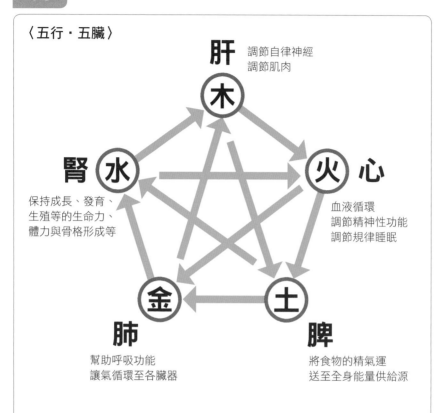

肝

調節自律神經
調節肌肉

腎

保持成長、發育、
生殖等的生命力、
體力與骨格形成等

火　心

血液循環
調節精神性功能
調節規律睡眠

肺

幫助呼吸功能
讓氣循環至各臟器

脾

將食物的精氣運
送至全身能量供給源

〈五行對應表〉

	木	火	土	金	水
五腑	膽	小腸	胃	大腸	膀胱
五充	筋	脈	肉	皮膚	骨
五志	怒	喜	思	悲	恐
五色	青	赤	黃	白	黑
五氣	風	暑	濕	燥	寒

2-14 陰陽論

陰陽論

漢方醫學將自然界的所有一切分成對立的兩種性質，也就是「**陰**」與「**陽**」，稱為**陰陽論**，在掌握漢方醫學框架下的身體狀態或平衡時必須用到它。漢方醫學認為，「陰」「陽」平衡才可以維持健康。

陰陽論源自於古代的中國思想，推測其起源為《詩經》與《易經》。

陰陽論大約在西元六世紀時傳入日本，以陰陽道開始發展，安倍晴明即是平安時代著名的陰陽師。

陰是平靜且安穩的角色，相反地，陽則擔任活潑且有活力的角色。陰陽雖然相互對立，卻也互相協調，兩者為一體。因此，陰與陽經常共同存在著。

陰陽論的特徵

說到陰陽論的特徵，首要是「陰」與「陽」互相依存。可以說必須是互相依存卻又獨立存在的。再者，「陰」與「陽」總是互相取得平衡。「陰」與「陽」並不完全固定不變。「陰」作用過度會變成「陽」，相反地，「陽」作用過度就會變成「陰」。

人體的陰陽論

漢方醫學有個說法是，「人體是自然的縮圖」，這是指人體為了順應自然，得依著自然界的「陰陽論」來思考。

甚至連人體，為了維持生命也有陰陽的存在，陰與陽若互相協調就是健康，反之，陰陽失去平衡就會生病。

人體的「陰」是指夜晚、安靜、睡眠等，而「陽」則是指日間的活動、運動、消耗等行為。規律的生活是維持健康的基本。陰陽平衡的根本之道就是力求順應自然界的生物體節律。

另外，治癒疾病就是找回陰陽的平衡。如果是「陰」過多，則使用陽性的藥；反之，如果是「陽」過多，則使用陰性的藥。更進一步說明，還會出現有陰中之陰、陰中之陽等狀況，這意味著，即使是陰跟陽，也還有各種不同階段的陰與陽。

陰陽論

〈太極圖〉

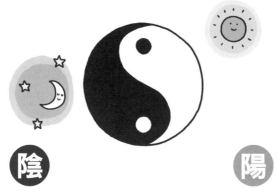

陰　　　　　陽

太極圖是代表陰陽論的圖案。白色部分代表「陽」，黑色部分代表「陰」。另外，大塊白色區域中的黑點，就是所謂的「陽」中之「陰」；同樣地，黑色部分中的白點，就是所謂的「陰」中之「陽」。

〈基礎概念〉		
不會照射到太陽的部分→陰影	**原始性**	太陽會照射到的部分→向光處
哲學性		
自然界、社會中互相關聯與互相對立的屬性。 氣候、方向、左右、內外等。		
〈陰陽的性質〉		
物質性的、不移動緩慢的、 冰冷的。		非物質性的、快速的、溫暖的。
〈代表性的陰陽〉		
夜　冬　北　寒　水　暗	**自然界**	白天　夏　南　熱　火　明
下　左　內　降　沉　凹　－　中心	**方向性**	上　右　外　昇　浮　凸　＋　末端
女　老　皮膚　腹部　下部　血	**人體**	男　幼　內臟　背部　上部　氣
寒冷　濕潤　衰退　慢性	**疾病**	濕熱　乾燥　亢進　急性

2-15 八綱

漢方醫學的治療程序是從掌握患者的「證」開始。此時，為了表現患者的「證」，也就是基本體力、體質、症狀等會使用**八綱**的說法。醫師會將藉由四診，從患者身上所得到的資訊，如陰陽狀態、病位（發生疾病的部位）、冷或是熱、病氣的狀態（病勢）以及患者的抵抗力等，以八綱的形式表達出來。而漢方醫學的證就是用八綱的用語加以組合而成。

◆陰陽（請參考2-14）

用來表示身體或是生命力狀態等全身狀態是屬於陽證或陰證的詞彙。

◆表裏（疾病發生的位置）

用來表示病氣（疾病）侵入體內位置的詞彙。如果病氣是位於身體表面則稱為「**表證**」，侵入體內則稱為「**裏證**」。若是咽喉或喉嚨部位的中間位置，則稱為「**半表半裏**」。

〇表證：病位在體表，惡寒、發熱、頭痛、發汗、關節痛、神經痛。

〇裏證：病位在內臟等深層的部位，腹痛、便祕、下痢、排尿困難。

◆寒熱

如果患者的症狀主訴是惡寒等虛冷時，稱為「**寒證**」；伴隨發熱或是發炎則是「**熱證**」。寒證的治療會使用溫熱性質的漢方藥方劑，相反地，熱證則是使用清熱藥。

〇寒證：臉色蒼白、怕冷、手足冷、軟便、頻尿。

〇熱證：臉色紅潤、怕熱、便祕、潮熱、口渴。

◆虛實

用來表示症狀的強弱。慢性且抵抗力低落、氣力或體力衰弱時，稱為「**虛證**」。急性且有抵抗力、還有氣力與體力時，稱為「**實證**」。另外，「虛」表示不足，而「實」表示充足或是過多。治療時，如果是「虛證」，就會使用補養藥方；如果是過多的「實證」，則使用清瀉藥方。

〇虛證：體型瘦弱、胃腸虛弱、吃得少、容易疲勞、聲音細小。

〇實證：體格健壯、腸胃良好、容易便祕、有活力、聲音宏亮。

漢　方

File 20 八綱

〈八綱辯證的「證」〉

綜合	陰 ── 陽
病位	表 ── 裡
病性	寒 ── 熱
病勢	虛 ── 實

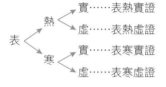
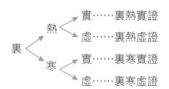

表
- 熱
  - 實……表熱實證
  - 虛……表熱虛證
- 寒
  - 實……表寒實證
  - 虛……表寒虛證

裏
- 熱
  - 實……裏熱實證
  - 虛……裏熱虛證
- 寒
  - 實……裏寒實證
  - 虛……裏寒虛證

〈表裏與寒熱的組合〉

表
- 寒：身體表面是寒的→剛得感冒有寒氣
- 熱：身體表面是熱的→皮膚發炎，於是有熱感

裏
- 寒：身體內部是冷的→腹部冷，所以下痢
- 熱：身體內部有熱→因為細菌性腸炎引起的下痢

氣血水與五臟等相組合可能會出現各式各樣的「證」

氣虛	氣不足……倦怠感、氣力低落。
血虛	血不足……指甲出現異常、臉色差、營養不足。
脾虛	脾的功能低落……腸胃虛弱、容易疲勞、飯後想睡。
腎虛	腎的功能低落或是不足……腰痛、排尿障礙、白髮。
陽虛	陽過度虛弱……感覺寒冷、手腳冰冷。
陰虛	陰虛弱……一到了夜晚，手腳就變得潮熱。

日本發展出的腹診

　　四診之一的腹診是藉由觸摸與輕按患者腹部來診療病患腹部緊繃狀態與有無阻抗感，以判斷患者的症狀。日本的漢方醫學將腹診視為重要的診療方式，而腹診是在江戶時代時才確立的，透過腹診，可以觀察人的全身狀態。中醫學則不重視腹診，因為中國人以為掀開肚子給他人看是羞恥的，而且也是向他人暴露弱點，因此更重視脈診。

　　日本的「萬一誤診會更麻煩」的觀念更強，所以人們認為，「就算這麼做有失禮儀，醫師也應該碰觸患者的身體，才能做出正確診斷」。

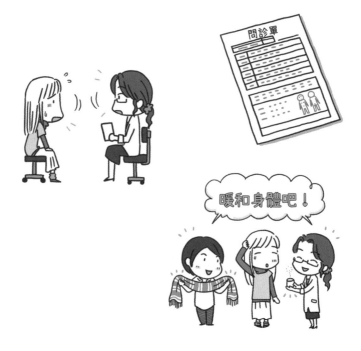

第 **3** 章

漢方藥的基本

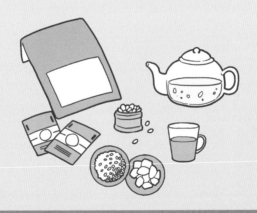

何謂漢方藥

　　漢方藥是東亞地區傳承久遠的傳統醫學中，經驗上最具有實際療效的藥物，而且至今仍受人廣泛使用。例如現在漢方藥感冒藥中最知名的「葛根湯」，它實際上是中國漢代醫書《傷寒論》中所記載的漢方藥方劑。

　　多數的漢方藥方劑是由數種生藥組合而成。所謂的**生藥**是指，將具有藥效的天然物加以乾燥、磨碎、從中萃取而出的藥物。這些天然物中，有許多是植物的根、莖、種子與葉，另外還有從動物身上取得的部位，或是礦物與貝殼類。

　　漢方藥方劑是古人基於經驗法則調配而成，因此或許有人會以為這些由各種生藥組合而成的漢方藥方劑是毫無任何規則可循。然而，古代中國的藥物學經典《神農本草經》或是醫學經典《黃帝內經》中都記述著，在調配生藥方劑時必須遵守一定的規則。

　　這「一定的規則」就是「**君臣佐使**」，亦即各種生藥搭配成藥物方劑時所遵守的思考邏輯。所謂君藥是指，某一帖漢方藥方劑中具有主要效果的某一味生藥，也稱為主藥；而**臣藥**的作用是支援君藥，並且具有與君藥相異的作用；**佐藥**與**使藥**則是用來防止君藥與臣藥過度作用，因此調配方劑時，醫者要選擇能促使整體方劑平衡發揮效果的生藥，如此一來，就能讓調配後的方劑對身體更容易有效地發揮作用。因此，漢方藥方劑就是基於「**君臣佐使**」的思考邏輯，讓各種生藥在方劑中互相平衡調配而成。

漢方藥與民間藥方的差別

漢方藥方劑是由數種生藥組合而成，各種生藥的組合方式，可以參考中國漢代的醫書《傷寒論》，此書中的各種方劑是由各種生藥相互搭配，並輔以處方運用的理論而成。另一方面，民間藥方如「魚腥草」「中日老鸛草」等經驗藥方，與醫書中的方劑不同，是民間廣為流傳的藥方，因此這些藥方的製造法或是對應疾病與症狀的實際狀況，相對來說不如醫書精確。甚至可以說，這些藥方有許多都是單一種生藥，而且效果如何也不太受人重視。

雖然最近有許多民間藥方受到人們關注與歡迎，但畢竟與由醫師或藥劑師開立的漢方藥方劑思考邏輯大不相同，因此請各位在服用時，要先了解兩者間的差異。

漢　方

File 21　何謂漢方藥

〈漢方藥是由各種生藥所組合而成〉

基本上最少會有兩種生藥組合而成

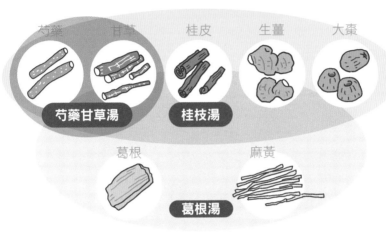

芍藥　甘草　桂皮　生薑　大棗

芍藥甘草湯　**桂枝湯**

葛根　麻黃

葛根湯

〈調配理論〉

引用古代中國的君主政治制度來類比，
《神農本草經》中寫著「藥物也有君臣佐使」

君藥	臣藥	佐使藥
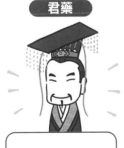		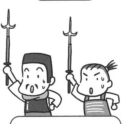
處方中的主要作用。	君藥的輔助藥，補君藥之不足。	幫助臣藥的藥效，抑制副作用，負責處方中的中和作用。

1 漢方醫學

2 漢方醫學的症狀與診斷

3 漢方藥的基本

4 生藥

3-02 漢方藥的劑型

自古以來有「湯液治療」的說法，且漢方藥的劑型以**煎劑的水藥**最多，也就是以生藥煎製而成的湯劑。舉例來說，葛根湯或是小柴胡湯等藥方名稱中的「湯」就是指煎劑。此外，生藥的份量可以調整，因此，醫師可以開立出適合每個人的專屬漢方藥方劑。

又如，當歸芍藥散、五苓散中的「散」則正如其名是粉狀的**散劑**；而八味地黃丸、桂枝茯苓丸中的「丸」則是顆粒狀的**丸劑**。散劑是將藥方裡的生藥打碎成粉末狀，而丸劑則是將散劑加入蜂蜜揉成丸狀。另外，有時散劑或丸劑也會煎煮成湯劑使用。此時，一般會在名稱後加上「料」，如「當歸芍藥散料」「八味地黃丸料」，以方便將之與散劑、丸劑作區分。

日本的漢方藥適用於國家醫療保險，所以藥廠會將藥方製成一般的藥劑，成為**科學中藥**。科學中藥是將煎煮後的湯劑用噴霧乾燥或是冷凍乾燥的技術，製成乾燥粉末狀，然後再加上賦型劑※以製成細小顆粒狀。與湯劑相比，科學中藥攜帶方便，吞服也很容易，缺點是，無法依據每個患者的個別症狀，對藥方做細部的調整以成為專屬的藥方，因而失去了漢方藥本來的優點。另外，漢方藥並不只限於內服，也常用於外敷。其中最有名的外用藥劑就是紫雲膏，它可以使用在皮膚疾病、輕度的燙傷與刀傷上。紫雲膏據說是日本江戶時代的華岡青州根據中國明朝的潤肌膏為底，再加上豬油所製成，其他還有治療皮膚搔癢的苦參湯、坐浴用的蜜煎導等自古以來就有的外用藥劑。

以下，我將各種劑型與使用目的整理成表格，讓各位相對照參考。

湯	經由「蕩」，掃蕩大病時使用。
散	經由「散除」，消解急病時使用。
丸	將散劑以賦型劑加以成形，藉由「緩」，緩慢地除去疾病。

※譯註：賦型劑：藥品的賦形劑，就如同食品添加物，是指藥品主成分以外，其他添加於藥品中之色素、黏合劑、潤滑劑、矯味劑等原料，這些賦型劑有的可以讓藥水喝起來甜甜的，有的可以控制藥錠在進入腸胃後，緩慢地在腸胃釋放成分。（以上說明摘自財團法人台灣醫療改革基金會網頁）

漢方藥的劑型

煎劑

將漢方藥煎煮而成的湯液
基本上是在溫熱時服用

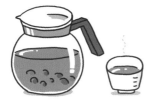

依據劑型不同，效果
也不同，請向醫師或
專家諮詢。

例 葛根湯、十味敗毒湯、麻黃湯、補中益氣湯、
六君子湯、人參養榮湯

散劑

將生藥製成粉末狀的結果

丸劑

將粉末狀的生藥加入蜂蜜等
揉製成丸狀

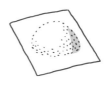

例 安中散、五苓散、當歸芍藥散、加味逍遙
散、防風通聖散

科學中藥

將煎劑以噴霧乾燥的方式製成乾燥的
粉末顆粒狀

例 如八味地黃丸、桂枝茯苓丸、六味丸、
麻子仁丸、牛車腎氣丸

膏劑

將生藥製成軟膏狀。外用敷藥

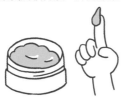

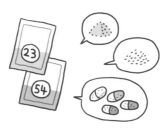

現在漢方藥的劑型已經不限於煎劑、
散劑、丸劑，還出現了新劑型——
科學中藥。

例 紫雲膏、中黃膏、神仙太乙膏

3-03 漢方藥的取得方式

漢方藥的取得方式

取得漢方藥的方式，大致上有三種。

第一種方法是找漢方專門醫師看診[*1]，請醫師開立適合患者的證（合併症狀後判別的結果）的漢方藥。看診前，記得要把所有在意的症狀、各症狀的發生時間點、症狀開始惡化的時間點等都預先整理一遍。如此一來，看診時才能詳細回答，有助醫生更了解患者的狀況，做出最適合的診斷。

第二種方法是，前往專門販售漢方藥的藥局。日本的漢方藥局有藥劑師駐診，只要向藥劑師說出上述的症狀細節，藥劑師就能幫忙找到適合的漢方藥處方。

第三種是，在藥妝店購買市售的漢方藥藥劑。由於輕易就能買到漢方藥，因此必須自行判斷適合哪一種漢方藥。如果碰到懂漢方藥的藥劑師，記得先向他詢問確認後再購買[*2]。

藥妝店購買的漢方藥製劑

日本的**漢方藥製劑**分為醫療專用的與一般用。醫療專用是從醫院或診所拿到的醫師處方，而一般用漢方藥則是在藥妝店等販賣的漢方藥。基於安全考量，一般用的漢方藥有效成分較少，但是，最近日本一般用的漢方藥也開始出現有效成分與醫療專用的漢方藥相同的藥劑。

多數的漢方藥製劑是濃縮液，並依需求將其製成粉末狀、顆粒狀、錠劑等各種商品化的劑型。漢方藥濃縮液的製造方法是，先將生藥煎煮成水藥（湯劑），經過濾，去除藥渣後，將水藥以噴霧乾燥的方式製成粉末狀。為了更容易入口，會將乳糖等的賦型劑混入後，製做成顆粒狀。

Point

所謂的OTC[*3]醫藥品是指，在藥局或是藥妝店等販售的醫藥品，這類醫藥品與醫師處方的醫療用醫藥品分屬不同類別。但是，漢方藥做為一般品販賣時，有時會更改原方劑名稱後販賣，消費者在購買時請留意。
舉例來說：
◉「ボーコレン（BOKOREN）」／小林製藥／五淋散
◉コッコアポ（KOKKOAPO）A錠／クラシエ（KURASHIE）製藥／防風通聖散等等

[*1]註：臺灣則要到中醫診所或是醫院的中醫科找中醫師看診。
[*2]註：臺灣有分單獨販售科學中藥、單獨販售生藥或是兩者都販賣的中藥行，購買者同樣需要具備一定程度的知識才能幫自己選擇正確的中藥。
[*3]註：over the counter的縮寫。

漢方藥的取得方式與科學中藥

〈漢方藥的取得方式〉

醫院等醫療機構

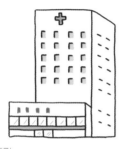

優點
請醫師依據病患症狀以西醫與漢方醫學兩者做出診斷，然後開立適合的處方。
缺點
要找到漢方專科醫師需要費點功夫，而且需要到醫院看診。

漢方藥局

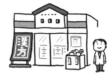

優點
藥劑師依據病患的症狀或是體質，選擇適合病患的藥方。諮詢容易，也容易察覺患者的不舒服。
缺點
漢方藥局數量不多，有可能碰見不熟悉漢方醫學的藥劑師，請留意。

藥妝店

優點
容易買到漢方藥，想買就能買到。
缺點
買到的漢方藥不符合自己症狀。

〈科學中藥的製造方法〉

❶ 生藥的檢查
確認生藥所含成分與殘留農藥量，最終只會留下符合標準的生藥。每種生藥的處理方法不同。有的需要適當的切碎。

❷ 抽出・分離
將生藥放進大桶內，嚴密監控溫度與時間以抽取出濃縮液。

❸ 乾燥
將濃縮液做噴霧處理，用熱風使之瞬間乾燥。

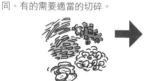
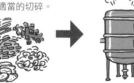
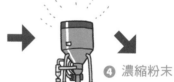

❹ 濃縮粉末
乾燥的濃縮粉末。要經過品質檢查後，再做成各種製劑。

❻ 完成
將濃縮製劑裝瓶或逐個包裝，商品化後出貨。

❺ 製劑化
將濃縮粉末製成顆粒或是錠劑。

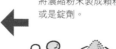

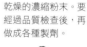

3-04 煎劑與濃縮科學中藥

煎劑與濃縮科學中藥的差別

煎劑是指，花時間與工序，以水煎煮生藥，每天按時服用，屬於相當不方便的漢方藥。不但無法隨身攜帶，保存也不易，因此取而代之的是濃縮科學中藥。

如果以咖啡來比喻，咖啡豆磨粉沖煮類似於煎劑；而濃縮咖啡粉則類似於濃縮科學中藥。濃縮咖啡沖泡容易，隨時都能來一杯，但是，挑選咖啡豆、選用專業沖泡器具、經過磨粉再用心沖泡的咖啡更是香醇。雖然入口都是咖啡，但質感與口味卻大相逕庭。在這樣的架構下，我們來看看漢方藥。若要論藥效，濃縮科學中藥並不比生藥煎劑差。雖說以劑型來看，很像咖啡的沖泡手法，但也不能光只憑這一點就定出煎劑與濃縮科學中藥的優劣。因為，考量到疾病的治療需要，有時非得使用煎劑，而無法只吃濃縮科學中藥。

煎劑與濃縮科學中藥各自的優點

現在日本的醫療用漢方藥製劑幾乎都使用濃縮科學中藥。包裝方式是將每次需服用的份量裝入鋁箔包裝袋中，再將漢方藥名與商品編號印在包裝袋上。好處是容易攜帶、方便服用。

與煎劑相比，濃縮科學中藥在製造過程中，香氣多少揮發掉一些，也逸失了有揮發性的成分，但是卻能保有一定的品質，所以想要輕鬆服用漢方藥的人可以從濃縮科學中藥開始嘗試。

煎劑的最大優點是，能依據每個病人的狀況來調整漢方藥方劑的內容，因此能快速改善症狀。另外，煎煮中藥時的香氣也具有療效。

然而，無論是哪種漢方藥劑型，重點都要服用至有效果出現為止。因此，建議選擇可以輕鬆地持續服用的方式。

> 煎煮漢方藥時，容器的選擇很多，鋁製品、耐熱玻璃製品、琺瑯製品、陶瓷製品等，任何鍋具，甚至水壺都可以使用。另外也有人說，使用土瓶蒸的茶壺也可以。但是，請盡量避免使用銅製品或是鐵製品，因為可能會使得某些生藥成分變質。

File 24 煎劑與濃縮科學中藥

〈煎劑與濃縮科學中藥的差別〉

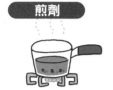 煎劑

 濃縮科學中藥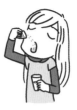

優點

· 能依據患者的症狀或體質，調配合適的生藥。
· 煎劑的香氣與味道能提高治療效果。
· 生藥的效果最好。

缺點

· 煎煮的藥劑無法長時間保存。
· 如果生藥的保存環境與方法不佳，有時會長蟲、滋生黴菌。
· 生藥的量多、體積大，很占空間。
· 依照漢方藥方劑的種類不同，有時煎煮出來的藥湯會有苦味、辣味等特殊味道，令患者抗拒服用。
· 調製藥劑很花時間。

優點

· 攜帶方便。不需要特別計算分量。
· 可長期保存。
· 方便不喜歡漢方藥味道的人服用。
· 如果覺得藥粉吞嚥困難，可以使用糯米紙※等包裹後再吞服。

缺點

· 無法依據個人體質與症狀調整漢方藥方劑內容。
· 濃縮科學中藥裡，難以掌握個別的生藥成分品質管理。
· 一次吃多種漢方藥方劑時，某些生藥可能重覆或是劑量過多，以致產生副作用。
· 即使是同一帖漢方藥方劑，不同製藥公司所使用的生藥組成與分量也不同。

〈煎劑的煎煮方法〉

① 生藥請保存在陰涼處（夏天請時放冰箱冷藏），並避免放過久。

② 煎煮漢方藥的容器（土瓶、不鏽鋼材質、耐熱玻璃材質的鍋或水壺等），請放入一天分量的生藥，避免使用鐵製品或是銅製品。
鍋或壺等容器中，請放入生藥材與600毫升的水。也可以使用非過濾水。

③ 一開始請以小火煮40-50分鐘。將鍋中的水煮到剩下一半即完成。為了不讓藥湯煮滾溢出鍋外，請不要緊密蓋上鍋蓋。

強 ▶ 弱

④ 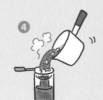 煎煮完後，趁熱用濾網過濾出藥湯。這些藥湯就是一日的分量，請分三次平均喝完。加熱時，請用微波爐加熱，或是用湯鍋加熱。

※註：糯米紙可在食品材料行購得。

3-05 漢方藥的服用方法

漢方藥的服用次數

　　基本上，漢方藥是一天服用兩次或三次。服用時間通常是飯前或是兩餐之間。

　　之所以建議在**飯前**或**兩餐之間**服用漢方藥，原因在於，漢方藥多是天然草本製成，性質與食物相近。因此，如果是與餐點一同服用，會連同食物一起被身體吸收，能進入血液的藥性比例卻會因此被擠壓而變少。有個說法是，空腹時吃漢方藥，藥效更容易發揮。

　　但是，如果忘了空腹吃，飯後吃也可以，這一點請放心。只不過，有些人空腹吃漢方藥反而會引起腸胃不適，因此，重要的是，請在服用漢方藥時，留意身體的感覺。

服用漢方藥時的水溫

　　基本上，煎劑是要趁溫熱時服用，所以，濃縮科學中藥也請以溫水送服為佳。另外，也有一說是，以溫熱水沖泡濃縮科學中藥粉後再服用，較具效果，但如果不喜歡煎劑，用溫水吞藥粉也並無不可。

　　雖說如此，仍有例外。舉例來說，如果有想吐或是出血情況時，就不適合服用煎劑，此時，務必用溫水吞服漢方藥。另外，果汁、牛奶若與漢方藥一起服用，有可能產生化學變化，因此請務必避免。

　　如果不喜歡濃縮科學中藥粉，可以使用糯米紙等將藥粉包入其中，再當做藥丸吞服。有不少人給孩子吃藥時會使用這個方法。

Point

服用漢方藥時，要配合每天的生活節奏服用，這很重要。有些治療失眠症狀的漢方藥需要在臨睡前服用，但基本上，其他症狀的漢方藥，請避免在睡前服用。
另外，如果是有裝假牙的長者，為免藥粉或是丸劑塞進假牙中，請先以溫熱水沖泡藥粉或丸劑後再服用。

File 25 漢方藥的服用方法

〈服用時間〉

基本上，請依醫師、藥劑師的指示方式服用。

飯前	飯前30分鐘
兩餐之間	飯後兩小時
飯後	吃飽飯後30分鐘
睡前	睡前30分鐘或是臨睡前
頓服	有某種症狀時、緊急時

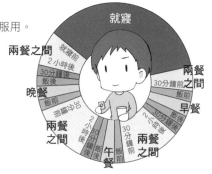

〈各種不同劑型的服藥方法・使用方法〉

煎劑	依據3-4的方法煎煮。 一次煮好一天份，在當天分次喝完。
濃縮科學中藥	（服用方法） 以溫熱水直接服用，或是放入少量（50~100ml）的溫熱水中攪拌至溶解後服用。 （保存方法） 用罐子或是保鮮容器保存藥材，存放在避免陽光直射、濕氣少的陰涼處。若藥粉變黑或是結塊，可能有黴菌或是微生物孳生，請停止服用。
丸劑・散劑等	（服用方法） 將一次分量的藥含入口中，以水或是溫開水服用（依照古書中記載，某些散劑或丸劑需要以酒送服）。 （保存方法） 請存放在避免陽光直射的陰涼處。
軟膏	（服用方法） 一日數次。洗淨雙手後，將軟膏薄薄地塗抹在患部。紫雲膏等有顏色的軟膏，一旦沾染上衣物就難以清洗，可在塗抹軟膏後鋪上一層紗布，以避免顏色沾染。軟膏若保存在冰箱裡，可能因此變硬，使用時，請先用手指按壓變軟後，再擠出使用。 （保存方法） 請存放在避免陽光直射的陰涼處。

3-06 漢方藥的藥效發生時間

疾病不同，藥效發生時間也相異

一般大家對於漢方藥的印象，大都是需要長期服用才會產生效果。但是，漢方藥的效果是依疾病的嚴重程度與漢方診斷的治療原則而異。

如果是急性病症，如感冒之類，漢方藥產生效果的時間在數小時至一天內。舉例來說，小腿肚抽筋（腓腸肌痙攣）等抽筋症狀，有可能在服用一次漢方藥後就緩解了。然而，如果疾病已經屬於慢性化狀態，則需要長期吃藥，有時需要耗時數個月，甚至數年才會出現效果。也就是說，最好是在疾病初期就趕緊治療，最有效果。但是，如果是慢性疾病，則需要有耐心地慢慢治療。

漢方診療的治療原則

漢方診療的治療原則，分為**治標**與**治本**。

前者是所謂的對症治療，目的是讓困擾患者的症狀，表面上獲得舒緩與治療的治療方式，一般緩解疼痛或是搔癢就屬於這一類的。然而，治標雖能緩和疼痛或搔癢，但並無法從根本上解決病症。

後者是所謂的根本治療，也就是藉由改善體質，達到預防疾病的復發或調整體質成為不易生病的狀態、讓身體具備免疫力等，即在治療致病根本原因的意義下，所做改善體質的治療。

漢方醫學更重視的是治本。但實際上，大多是治標與治本雙管齊下。原因就在於，表面上出現的症狀與需要從根本治療的症狀，並非全然不相關，治本幾乎總與治療那些從根本所引起的表面各種症狀，也就是治標脫不了關係。

Point

漢方治療的順序

先表後裏……先治療惡寒、發汗等的表證後，再治療裏證。
先急後緩……先治療急性病疾病後，再治療慢性疾病。
先虛後實……先治療腸胃虛弱等虛證部分，再治療瘀血等實證部分。
◉基本上，隨證治療（依證給予治療）是大原則，但有時會因應疾病變化來決定治療順序。

File 26 漢方藥的藥效發生時間

〈症狀與藥效發生時間〉

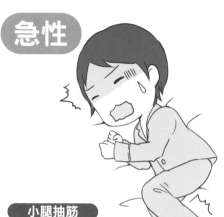

急性

小腿抽筋

數分到數十分就會產生效果

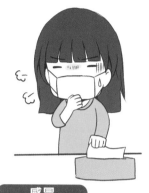

感冒

數小時到一天就會產生效果

慢性

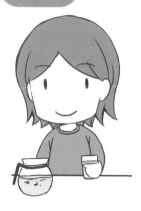

舉例來說

高血壓

數週到數個月就會產生效果

虛冷症

數週到數個月就會產生效果

第一次服用漢方藥時，重點在於，服用兩週後就要檢視
是否有效與是否有產生副作用。

3-07 安全性

漢方藥也有副作用

　　漢方藥是天然藥劑，因此一般人容易誤以為，漢方藥比西藥對身體更溫和，也更安全。但是，漢方藥無論如何也是藥劑，如果不正確服用或是吃了不適合身體的藥，還是會產生副作用。

　　另外，症狀改善的過程會出現好轉反應，也就是所謂的**瞑眩**，乍看之下，容易令人誤以為是副作用所引起的反應。事實上，瞑眩是症狀獲得改善的徵兆，有時並不是副作用。然而，需要注意的是，病患自己難以靠判斷究竟是瞑眩還是副作用，因此，最好找醫生或專業人士諮詢。

　　另外，有時也會因為吃了不對的漢方藥而產生副作用的情況，漢方醫學稱為「**誤治**」，也就是錯誤的治療。

產生副作用的情況

　　基本上，副作用發生時，多數情況下，只要立刻停止正在服用的藥物，因副作用所引起的症狀就會改善。但是，如果擅自判斷為「這是治療過程中本來就會發生的症狀」，而選擇忍耐繼續服用該藥物，將會引發更大的疾病。請在服用漢方藥時，務必十分小心。

　　通常，漢方藥製劑的包裝上，多會標註各種副作用資訊。請在服用漢方藥前，先詳細了解副作用的資訊。服用漢方藥後，經常會出現胃脹氣、拉肚子等消化器官的症狀。通常這些症狀在服藥一陣子過後就會改善。據說某些特定的生藥會出現浮腫症狀，因此，一般人要事先知道過敏性副作用並不容易。

請只服用確定是安全的漢方藥

　　除了日本，中國等地也有漢方藥，稱為中藥。因此，人們可以藉由出國旅行或是網購等方式，自行取得漢方藥，在日本曾經發生過幾個因為自行購藥而發生危害健康的案例。中國有些生藥原料並未獲得日本的認可，所以我不建議讀者在不明情況下購買服用。

　　在中國，一般將生藥稱為「中藥」。曾經發生過的案例顯示，這些中藥材有可能含有日本國內不使用的生藥成分、天然成分中含有合成藥的成分，所以，請勿將這些中藥當做伴手禮帶回自行服用。

File 27　漢方藥的安全性

〈安全服用漢方藥的注意事項〉

① 事前先取得關於副作用的資訊很重要。

詢問專科醫師

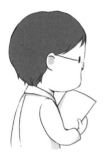

自己試著
調查看看

② 服用漢方藥。

③ 一出現胃脹氣、下痢、身重疲
倦、浮腫、過敏症狀等時，請
立刻停止服用。

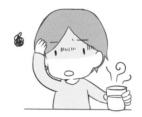

④ 諮詢醫師或藥劑師。

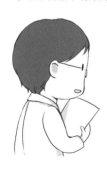

請絕對不要自
行判斷。

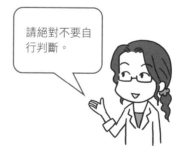

藉由各種組合而改變內容的漢方藥

　　漢方藥是由各種生藥組合而成，有時候，即使構成方劑的生藥成分相同，也會因各生藥的劑量而產生不同的效果產生，方劑名稱也因此不同。這樣的情況，如果以小麥來比喻，就是同樣的麵粉，可以製成鬆餅，也能製成大阪燒。其他還有，即使使用同樣食材烹調，卻會因為調味方式不同，煮出來的菜餚也不同。比方說，咖哩、奶油燉菜與馬鈴薯燉肉等。

　　如同以上例子，生藥也是類似的邏輯組成，只要劑量不同，就會形成另一帖方劑，並產生不同藥效。因此，各位在服用漢方藥時，請務必要確認生藥成分為何，並好好了解每味生藥的含量多寡

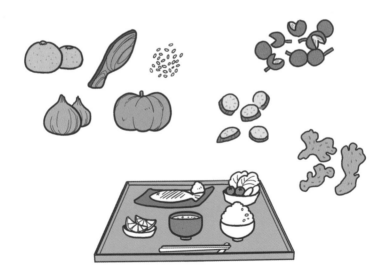

第 4 章

生藥

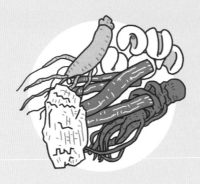

何謂生藥

何謂生藥

生藥是以藥用為目的而摘取整株或是某一部分的天然植物、使用某些動物身體部位、採取礦物，將其乾燥或做簡單的處理，再依需要調整成可使用樣態的藥物。

舉例來說，名為高麗參、人參的植物是藥用植物，一般會使用根部。其他還有，桃子的種子做為生藥時稱為「桃仁」；溫州橘子的皮做為生藥時則稱為「陳皮」。有時連香辛料也會拿來做為生藥材使用，比如說，茴香菜的種子「茴香」、將生薑乾燥後成為「乾薑」等，以上這些都可拿來藥用。

除此之外，生藥有一部分是植物以外的動物與礦物。鱉的鱉甲在生藥中稱為「土別甲」；礦物的「石膏」則富含鈣質，也拿來做為藥劑使用。

在日本約有300種生藥是經常使用的，而據說中國則有9000種之多。

生藥的使用部位

做為生藥使用的植物部位，大致來說分為地上部位與地下部位。

地上部位的部分有全草、葉、莖、花、花苞、花穗、果實、果皮、種子、假種皮、樹皮、芯、鉤刺等；地下部位則是根、根莖、根皮、塊莖、塊根、鱗莖、鱗片狀葉子、菌核等。其中最常用來當做生藥的部位是果實類、種子類、根類、根莖類等的部位。

只要使用部位不同，即使是同一種植物，生藥名稱與功效有時也會不一樣。

同一植物因使用部位不同，而有不同的生藥名稱

例）植物名‥‥‥‥‥生藥名（使用部位）
　　紫蘇‥‥‥‥‥‥紫蘇葉（葉）與紫蘇籽（種子）
　　枸杞‥‥‥‥‥‥枸杞子（果實）與地骨皮（根皮）
　　忍冬‥‥‥‥‥‥忍冬（葉‧莖）與金銀花（花苞）

生藥的形狀

〈依生藥形狀所做的分類〉

全形生藥	將要做為藥用的部分加以乾燥，並經過簡單加工。
切斷生藥	將全形生藥切成小塊、大略切碎的加工過程。
粉末生藥	將全形生藥或是切斷生藥製成粉末狀。

〈藥用部位〉

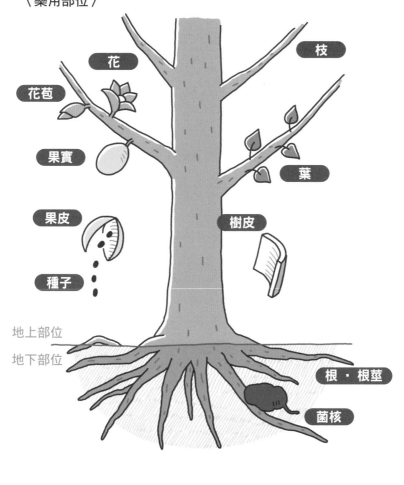

花

枝

花苞

果實

葉

果皮

樹皮

種子

地上部位
地下部位

根・根莖

菌核

4-02 生藥的發現

生藥的歷史

當人類歷史演進到使用道具、懂得用火，人們運用智慧試圖找出生存之道。而這個時代的醫學形式是由巫師以各種儀式驅除厄運、災難與疾病，也就是施咒色彩濃厚的形式，在這樣經驗累積下，人們開始學會了治療疾病的方法。

隨著時代演進，人們發現了各種各樣能治療疾病的方法與工具，其中一種被稱為「藥」。在中國後漢時期的部首別漢字字典《說文解字》中寫著：「藥，治病草。從艸，樂聲」，對「藥」這個字的說明是：「治療疾病的草」。從同一時代，中國最古老國家圖書目錄著作《漢書》則可以推測得知，「紀元前一世紀曾有過『本草待詔』這個職稱與一本本草專門書」。也就是說，距今2000年前，人們就已經整理出具備藥性的草藥與相關知識。

最古老本草書《神農本草經》

考古學家推定，《神農本草經》是在中國後漢時期成書的藥物專書，是中國最古老的本草書籍。在《神農本草經》成書前，有一本收錄了所有與醫學相關記事與針對52種疾病處方的書籍，名為《五十二病方》。然而，所有與藥相關的書籍，實際上都源自於《神農本草經》。

如同中國思想中的「運用藥物與食物的素材同是天然物質」一般，人類自古以來就懂得運用天然資源做為食物與藥物的原料。這樣的想法在後來被簡化為「醫食同源」或「藥食同源」。而《神農本草經》為後人彙整了能防止疾病入侵、維持健康獲得長壽所必須的藥物資訊。

《神農本草經》中記載著：「某某藥，藥性如何，有毒或是無毒」，意思是，當時已經知道藥物可能會有毒性。另外，書中也記載著：「若用毒藥療病，先起如黍粟，病去及止。不去，倍之；不去，十之。」仔細指示與規定藥物的服用方法與用量。

《神農本草經》累積了經驗，這本藥物書籍將從天然物質取得藥物資訊及藥物的用量與用法等的資訊彙整成文字而流傳至今。

本草學的歷史

〈記載了藥物的書籍〉

《說文解字》中有關於「藥」這個字的記述

藥＝艸

〈示意圖〉

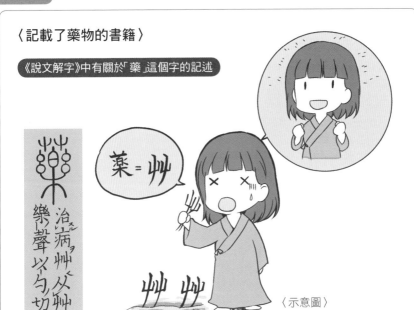

大字的部分：關於生藥「麻黃」，最初於《神農本草經》上所記載的文字。

小字部分：「麻黃」為後世所追加的註解文字。

《神農本草經》
這裡引用關於「麻黃」這味生藥的記述。在生藥名之後是別名、屬性、產地與藥性與效能。

名卓相
行義曰

雷公曰

圖經曰

別名麻黃節
今注

唐本注

陶隱居

麻黃味苦溫微溫無毒主中風傷寒頭痛溫瘧發表出

汗去邪熱氣止欬逆上氣除寒熱破癥堅積聚五藏

邪気緩急風脇痛字乳餘疾病止好唾通湊理疎傷寒

頭疼解肌浅邪悪氣消赤黒斑毒不可多服令虚一

本草書

本草書的體裁是以《神農本草經》的原文再加上後世的註解而成，這麼做是方便人能讀懂《神農本草經》的內容。

4-03 三品分類

《神農本草經》的序錄中有以下記載。

上品（藥）「上藥一百二十種為君，主養命以應天，無毒，多服，久服不傷人，
　　　　　 欲輕身益氣，不老延年者，本上經。」
中品（藥）「中藥一百二十種為臣，主養性以應人，無毒有毒，斟酌其宜，欲遏
　　　　　 病補羸者，本中經。」
下品（藥）「下藥一百二十五種為佐使，主治病以應地，多毒，不可久服，欲除
　　　　　 寒熱邪氣，破積聚，愈疾者，本下經。」

上品也就是養命藥，以補養生命為目的的無毒藥物。**中品**是養生藥，以補養體力為目的的藥物，依使用方法不同，有時是有毒性的，有時則是無毒性的。**下品**是治療藥物，以治療疾病為目的的藥物，有毒，不可長期服用。以上是《神農本草經》裡的解釋。

用來預防疾病、維持健康的藥物是最高階（上品）的，用來治療疾病則是低階（下品）的。預防疾病的藥物之所以擺在上品，是基於中國的養生思想。

因此，在《神農本草經》中記載著相當於一年總日數的365種藥物，其中依據動、植、礦物不同來源的藥物能在人體產生的效果分成上品、中品、下品三種層次，這樣的分類就稱為「**三品分類**」。

與《神農本草經》同一時代的著作，也是西洋本草史上最為重要的藥物專書是佩達努思·迪奧斯科里德斯所著作的《藥物論》。《藥物論》中所記載的藥物是以自然型態的觀點來分類。相對於此，《神農本草經》是將藥物對人體的影響做為重要指標的一種藥理學性分類。東西兩邊在同一時期所誕生的藥物學書，同時也暗藏了趣味深遠的史實。

神農本草經中的代表性生藥

上品…甘草、枸杞子、桂皮、柴胡、細辛、酸棗仁、地黃、車前子、大棗、澤瀉、人參、麥門冬、茯苓、薏苡仁。
中品…黃耆、黃芩、黃柏、葛根、荊芥、厚朴、吳茱萸、山梔子、芍藥、川芎、當歸、麻黃。
下品…烏頭、桔梗、夏枯草、山椒、大黃、半夏、附子。

三品分類下的生藥與搭配而成的處方

〈三品分類下，漢方藥的代表性生藥〉

上品

甘草

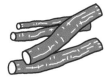

甘草，烏拉爾甘草的根
天然的甘味劑（多種漢方藥
的成分之一）

人參

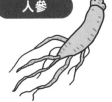

人參的根
藥用人參（人參湯等）

薏苡仁

薏苡的種子
（薏苡仁湯等）

中品

石膏

礦物生藥、清熱藥
（麻杏甘石湯等）

當歸

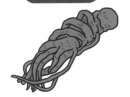

當歸的根
（當歸芍藥散等）

麻黃

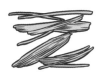

草麻黃等的地上莖
（葛根湯等）

下品

附子、烏頭

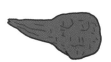

烏頭的塊根、劇毒藥
（八味地黃丸等）

半夏

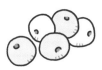

半夏的塊根
（半夏厚朴湯等）

大黃

瀉下藥
（桃核承氣湯等）

4-04 性味

生藥的味道與功效

《神農本草經》序錄中提到「藥有酸鹹甘苦辛五味，又有寒熱溫涼四氣及有毒無毒」，這些就是藥性的基準。

「**五味**」代表的是藥物的本質，「**四氣**」則是對於病態的作用，「**毒**」則是對生物體的作用。春秋戰國時期的中國醫學理論書《黃帝內經》中提到，「所謂的五行說是指，將所有事物的現象分為木、火、土、金、水的五種要素，人體的功能、部位等逐一對應五種要素（五行），各自代表各個臟腑與各自的特性」（請參考2-13）。五行平衡的狀態，在漢方醫學中就是健康的狀態。

「**五味**」有「**酸味、苦味、甘味、辛味、鹹（鹽）味**」，各自代表人體五臟（肝、心、脾、肺、腎），而且各臟器的精氣（能量）是藉由五味來供給。舉例來說，「脾」功能衰落時，人會喜歡甘味。

「**四氣**」是指，「**寒、熱、溫、涼**」四種藥性。四季的變化通常是以寒、熱（暑）感覺來表示。因此，寒、熱也是最能與人體產生感覺的日常感覺。漢方醫學也以寒熱的觀點來掌握疾病，當身體偏寒，就以溫熱身體為目標；當身體偏熱，則以冷卻身體為目標，這是漢方醫療的根本。

因此，在《神農本草經》中，以四氣為準，治療原則為：治療寒症使用熱藥；治療熱症就使用寒藥。但是，有時還要再加上不屬於寒熱的「平」，成為「五氣」。

Point

- 雖然一般認為漢方藥是以溫熱身體為目標，但是有時會使用屬於清熱藥的漢方藥，這類藥物具有冷卻身體的功能。
  例 黃連解毒湯……用來治療因身體有裏熱而引起的潮熱、鼻血、焦躁不安、皮膚搔癢等，伴隨著炎症與充血的疾病。
  白虎加人參湯……用來治療因身體有裏熱所引起的喉嚨乾渴與躁熱症。

File 31　五味與四氣

〈五味與五臟的關連性〉

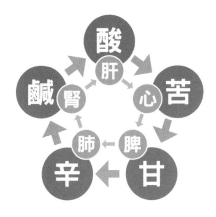

〈五味的作用與對應的主要生藥〉

五味	作用	對應的生藥
酸味	收斂、收縮、固澀作用	五味子、山茱萸、烏梅等
苦味	清熱、瀉下、鎮靜作用	黃連、黃柏、大黃等
甘味	滋補、中和、緩急作用	人參、黃耆、甘草等
辛味	發散、解表、健胃作用	荊芥、桂皮、紫蘇等
鹹味	軟堅、散結、瀉下作用	牡蠣、芒硝等

〈四（五）氣的作用與對應的主要生藥〉

四氣	作用	對應的生藥
熱藥	溫暖身體、促進新陳代謝	附子、乾薑、桂皮
溫藥	比熱藥的作用溫和	人參、黃耆、當歸
平藥	藥性不屬於寒熱	芍藥、豬苓、茯苓
涼藥	比寒藥作用溫和	牡丹皮、連翹
寒藥	沉降、鎮靜、消炎作用	黃連、石膏、大黃

4-05 生產與流通

生產

　　生藥的生產方法分為兩種：人工栽培與摘採野生藥用植物。

　　前者是依據各種生藥的栽培規格制定栽培環境，生產同一品質的生藥。只要天氣溫度等條件沒有發生太大的變化，就可確保栽培出品質穩定的生藥。後者是進入人跡罕至的山林中，摘採野生的藥用植物。這種摘採方式無法確保品質，甚至摘採量也不固定。但是，無論何者，要生產這些做為原料的生藥，都是耗時耗工的事，難以期望能從中獲得高報酬。

　　原因在於，藥用資源的生產，總是需要遵循嚴格標準的栽培方式與加工方法，之後還要經過醫藥品的適用檢測，否則無法做為生藥使用。另外，符合國家醫療保險規格的生藥，必須依照國家制定的藥價販售，所以不管過程中多麼費心費工，常常都只能得到同工不同酬的報酬。這是令人失望的現狀。

流通

　　日本現在有多數生藥必須仰賴國外進口，其中大多數要仰賴中國，其他依序是韓國、印尼、泰國、印度、越南、南非尚吉巴等國。

　　從中國進口的生藥占了總進口量的78.6%，而日本國內生藥自給率約為10.2%（請參考右頁圖表）。日本國內的生藥生產量減少原因在於，農業勞動者的高齡化。另外，栽培藥用植物與加工並不簡單，所以農業勞動者通常敬而遠之。就算栽培成功，生藥也會因為天候不佳而減產或是因為某個流行病而使得用量大增，總之，無法穩定供給。

　　另一方面，長年來，大量的生藥多仰賴於野生種的動植物來源，近年來，生物圈資源逐漸枯竭也成為一大問題。由世界共183國所締結的《瀕臨絕種野生動植物國際貿易公約》（一般稱為《華盛頓公約》中規定了某些生藥原料的進出口規範，使得進出口難度提高，影響了日本國內的使用。

　　在生藥資源減少的狀態下，為了確保穩定的生藥供給量與生藥品質，日本必須開始自行生產生藥。當務之急是，確立栽培生藥的技術以穩定野生生藥的供給量與品質。

生藥流通與生產國

〈生藥原料的流通過程〉

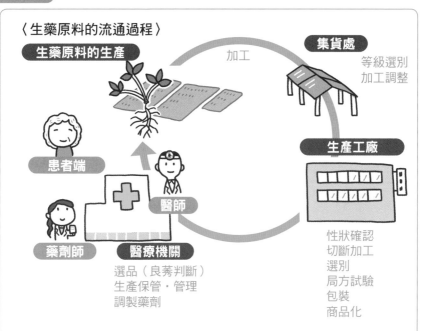

集貨處
等級選別
加工調整

加工

生藥原料的生產

患者端

醫師

藥劑師　醫療機關
選品（良莠判斷）
生產保管・管理
調製藥劑

生產工廠
性狀確認
切斷加工
選別
局方試驗
包裝
商品化

〈做為醫療品原料所使用的生藥使用量與供給國〉

（單位：公斤）

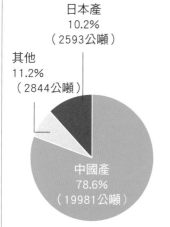

日本產
10.2%
（2593公噸）

其他
11.2%
（2844公噸）

中國產
78.6%
（19981公噸）

2014年日本漢方生藥製劑協會

	生藥名稱	生產國		
		日本	中國	其他
1	番瀉葉果實	0	0	2,200.031
2	甘草	0	1,564.371	1,000
3	茯苓	101	1,475,478	2,140
4	芍藥	16,867	1,447,016	0
5	桂皮	0	885,990	140,796
6	膠飴	847,216	0	0
7	當歸	184,712	655,342	0
8	大棗	0	820,453	0
9	半夏	0	812,190	0
10	蒼朮	0	810,446	0
11	人參	998	687,010	298

4-06 產地

中國與韓國的生藥市場

在中國，有專門處理生藥原料的市場，各地也都有販賣藥用植物種子或種苗的店家有。

全中國各地都有生藥專賣市場，藥商會將在偏遠地區採摘到的生藥原料帶到市場裡去販賣，主要有安徽省亳州中藥材交易中心、河北省安國藥市、四川省荷花池市場、廣東省廣州清平中藥材市場等共四個。

另外，在韓國首爾的京東市場中有個專門販賣生藥原料的藥令市場。

中國與韓國在日常生活中離不開漢方藥與生藥，因此，與生鮮食品和其他食材被當作補養生命的素材，是生活中不可或缺的。

在日本，只要沒有通過國家制定的嚴苛規範，就絕對不可能拿到醫藥品許可證。因此不會像中國與韓國，擺在如生鮮食品市場販賣那樣的地方販賣。

從依賴中國到國內自己生產

如上所述，在日本，沒有能自行購買生藥原料種苗的店家或市場。

雖然政府想增加國內生產量，但日本並不像中國，有完整栽培藥用植物的環境，而且對於生產、加工方法與購買種苗等也尚未有辦法應對。

近年來為了改變現狀，由厚生勞動省與農林水產省、日本漢方生藥協會※共同主導，為了擴大藥用植物的國內栽培範圍，在全日本八個區域，以地方自治團體與生產者為對象，舉辦生產農家與漢方藥·生藥等醫藥品廠商的媒合會議。

由此，生產生藥的農家會從醫藥品廠商得知需要哪些藥用植物、該用何種方法栽培等，藉由交流找出供需平衡。

※註：日本漢方生藥製劑協會：由日本國內以生藥為原料的漢方製劑、生藥製劑的製造業者（包含進口販賣業者）與販賣業者以及生藥原料關係業者共同設立的協會。藉由穩定供給高品質的漢方製劑、生藥製劑以及生藥，並提高協會角色與功能，謀求漢方製劑、生藥製劑與生藥的普及與發展，希望能協助發展醫藥品業界，並在提升國民健康做出貢獻。現在協會的會員數有66家公司。（2014）

File 33　生藥市場

〈 中國四大生藥市場 〉

中國四大生藥市場

安徽省　亳州中藥材交易中心

面積	：27萬平方公尺
店鋪	：1,000店以上
交易品種	：2,600以上
交易量	：6000噸以上（一天的量）
商業中心	：3,500多家攤位
（2層樓建築）	：一日來客數為3~5萬人

河北省　安國藥市

面積	：334萬平方公尺
店鋪	：2,000店以上
經手品種	：1,600以上
整年的交易量	：30萬噸

四川省　荷花池市場

面積	：9.5萬平方公尺
店鋪	：4,000店以上
一日來客數為20,000人	

廣東省　廣州清平中藥材市場

中國最大中藥市場。除有藥劑中心（九層樓），還有一般市場

〈 生藥市場裡的生藥性狀確認 〉

直接用手觸摸以確認品質。

4-07 日本藥局方

日本厚生勞動省出版過一本藥物相關的官方規格書叫做《**日本藥局方**》。書中為求維持醫藥品的性狀與品質的適切性，制定了品質與純度的基準。2016年4月發行的《第十七改正日本藥局方》是目前正在施行的基準。

本書所收錄的生藥也刊載在前書中，生藥名（醫藥品名稱）之後是基原（正確的中藥材品種與來源）與製法，然後是性狀的記載。關於生藥的試驗，在書中也規定了檢查生藥特性的方法，這些試驗分別有確認試驗、純度試驗、成分含量試驗、濃縮液含量試驗、酸不溶性灰分、精油含量、微生物限度試驗等。其他，還要經過各種試驗，以確定該生藥做為藥用是否合格，待試驗都合乎基準後，才會認證為「日本藥局方品」，也就是醫藥品。

除了收錄在《日本藥局方》裡的生藥外，其他也需要經過一定規範統一的生藥資料則收錄在《日本藥局方外生藥規格》中。

以食藥區分來決定生藥

在日本，藥用植物要做為生藥使用時，必須合乎《日本藥局方》中的規定。

由於生藥是天然資源，究竟該屬於食物還是醫藥品，兩者區別的界線就是所謂的「食藥區分」，詳細的定義請參考《醫藥品、醫療機器等的品質、有效性與安全性確保的相關法律》通稱《醫藥品醫療機器等法》《食品衛生法》。

另外，關於各種天然資源，則以厚生勞動省的「醫藥品的範圍相關基準」來判斷。正是因為這個嚴格的基準而使得中國產的生藥在日本流通數量稀少。

世界的藥局方

根據世界衛生組織，目前世界上共有55國有官方規格書。其中也有幾個國家共同制定的規格書，如歐洲藥局方（EP）、國際藥局方（IP）等。

西太平洋地區（日本、中國、韓國、越南）的藥局方中，收錄有生藥103種，其中由共通的基原植物所製成的生藥有56種。其他有某10種是只有三國共通、有某37種則是三國共通，剩下一國則不收錄其中。

食藥區分

醫藥品（醫藥品醫療機器等法第2條第1項）
根據此法，所謂的「醫藥品」為如下揭示之物。 1.日本藥局方中所收錄的物品。 2.以使用於人或是動物疾病的診斷、治療與預防為目的的物品，而非機械器具等（機械器具、齒科材料、醫療用品、衛生用品以及電腦程式（是對電子計算機所下的指令，從1.的結果得來的組合之物品。以下同。）以及記錄此的紀錄媒體。以下同）等物品（醫藥品外品以及再生醫療等製品除外。） 3.以影響人或是動物的身體構造或是功能為目的的物品，非機械用具等物品（醫藥部外品、化妝品以及再生醫療等製品除外。）

食品（食品衛生法第4條第1項）
依據此法律，食物是指所有的食品。 但是，醫藥品、醫療機器等的品質、有效性以及安全性的確保等相關法律中規定的醫藥品、醫藥部外品以及再生醫療製品等，皆不包含其中。

〈日本藥局方〉

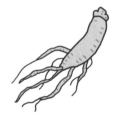

「人參」的記載例

ニンジン

人參

基原名・藥用部位・製法
　將Panax ginseng C. A. Meyer（五加科）除去細根的根部或是該根部經過汆燙者

成分含量規定
　含有人蔘皂苷（Ginsenoside Rg1）0.10%以上以及人蔘皂苷（Ginsenoside Rg1）0.20%以上

生藥的性狀
　規定大小與特徵的形狀與顏色、味道、香氣

確認試驗　用來確認相似生藥並做出區別等
純度試驗　確認殘留農藥等的安全性與異物

其他，各種試驗內容
　濃縮液含量試驗、酸不溶性恢分
　精油含量、微生物限度試驗

第十七改正
日本藥局方

2016

4-08 成分與安全性

生藥屬於多成分藥劑，也就是一種生藥裡含有多種成分。因此，生藥中還含有許多科學家仍未知的成分。

生藥裡所含的成分，大致可以分為疏水性（親油性）與親水性。多數的漢方藥（生藥）都是煎劑，因此，會透過水分來釋出各種成分。基於這個理由，我們能期待容易溶於水的成分，也就是，生藥裡的親水性成分能有效發揮作用。另一方面，丸劑與散劑則是直接將生藥打成粉後所製成的漢方藥，所以，難以溶於水的成分，也就是疏水性成分會直接被吃下肚。然而，煎劑裡所含的親水性成分在透過熱水釋出後，除了會因為熱而分解、產生變化，被釋出的成分也可能會受到其他成分影響。因此，即使是同一種生藥，也會因為搭配的其他生藥而改變釋出量與成分。以甘草含有的甘草素為例，單獨從甘草抽取出來的量，要比甘草與厚朴或甘草與茯苓一起煎煮後抽出的量要來得少，但如果是甘草與桂皮或甘草與葛根一同煎煮，則相反。

另外，生藥有時會因為經過加工而使得所含成分有所變化。舉例來說，附子是以烏頭的塊根做為藥用部位的劇毒生藥，但是附子所含有的超強毒性生物鹼，也就是烏頭鹼的含量會因為加熱而減少，即其藥效沒有影響，原本所含的毒性卻減少。像這樣，生藥中所含成分會因為使用方法而產生各種質變。

另外，由於漢方藥主要是經口服用，一般會由消化器官或是腸道內分解代謝，然後吸收到體內。因此，有時漢方藥或是生藥所含成分並不一定都會對身體產生效果。

選擇生藥時，重要的是優良品質、穩定性與安全性三點。即使是品質最優良的生藥，也要能確保其漢方治療的持續性與穩定使用性。

另外，藥用植物與農作物同樣需要生產者選擇優良品種、改良土壤與使用農藥來提升生產效率，持續追求能生產出大量品質優良的生藥，並達到藥用標準。過程中所使用的農藥也有規範，因此，為了確認藥用植物的安全性，必須經過農藥殘留的檢查。

為了讓藥用植物能順利做為生藥原料使用，必須確立可追溯性的追蹤、確認最終產品上的殘留農藥，以確保藥用植物的安全性。

生藥的安全性

〈生藥的品質〉

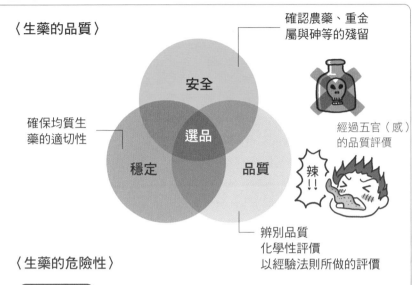

確認農藥、重金
屬與砷等的殘留

經過五官（感）
的品質評價

確保均質生
藥的適切性

安全

選品

穩定　品質

辣
!!

辨別品質
化學性評價
以經驗法則所做的評價

〈生藥的危險性〉

危險要素

・殘留的農藥
在《日本藥局方》中規定了有機氯劑農藥
（BHC 總量、DDT 總量）的農藥殘留限量標準
・重金屬（鉛（Pb）、鉍.（Bi）、銅（Cu）、
　鎘（Cd）、銻（Sb）、錫.（Sn）、汞
　（Hg）等有害性金屬）。
・砷
　……對內臟器官有影響，或引起知覺障礙、
　　　語言障礙、先天性疾病等障礙。
　　　可能含在土壤中。
　　　從守護健康的觀點來看，對於主要是以
　　　地下部位做為藥用途的生藥，有殘留
　　　確認的規定。
・微生物汙染
・馬兜鈴酸
　……屬於馬兜鈴科植物所含有的成分，可能
　　　引起腎臟障礙，曾經有報告指出，馬兜
　　　鈴酸有誘發癌症的可能性。

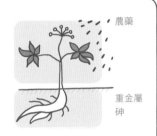

農藥

重金屬
砷

（例）細辛
×（含有馬兜鈴酸）

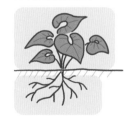

○（藥用部位）

生藥名稱的由來①

生藥名稱的特徵

　　基本上，生藥名稱是以生藥的性狀、藥效、藥用部位、產地、傳說與加工方法等命名而來。因此，只要能理解漢字所代表的涵義，多少能得知生藥的特徵。

依顏色或形狀命名而來

　　有時，生藥名稱會依其性狀或特徵命名。

　　舉例來說，顏色上具有特徵的生藥，可能以顏色來命名。換言之，形狀也可以拿來命名。比方說，有生藥形狀類似烏鴉的頭部，因而命名為「烏頭」；形狀類似海裡的馬，因而命名為「海馬」；像是牛的膝蓋般突起，因此取名為「牛膝」等等。

依味道來命名

　　名為「龍膽」的生藥則代表傳說中的動物「龍」。中國有以苦味知名的生藥材──熊膽。中國人認為龍比熊來得強大，因此可以想見，龍膽要比熊膽苦得多，「龍膽」就是這樣命名而來的。

　　再者，已知各種生藥所擁有的味道有其各自的成分與效果。甘草中所含的甘味成分「甘草素」相當於蔗糖150倍的甜度。甘草素有抗腫瘤、抗發炎與抗過敏作用。而黃連、黃柏等含有的苦味成分「黃連素」則有降血壓、抗菌、抗發炎的作用。

　　苦參所含有的苦味成分「苦參鹼」則有抑制中樞神經、抗原蟲作用、收縮末梢血管、促進腸道及子宮收縮、抑制末梢運動神經等作用。其他還有山椒所含的辛味成分 α-山樟醇具有局部麻醉、殺蟲作用；生薑含有的6-薑酚則有解熱、鎮咳、鎮痛與幫助消化器官作用等各種作用。

依加工方法命名

　　炙甘草是將豆科烏拉爾甘草的根以及匍匐莖的甘草，以「炙※」法製成，是依製法來命名。熟地黃是將玄參科地黃等的根，以「熟」，也就是蒸過後再乾燥的方式製成，以此製法命名而來。

※註：將淨選或切制後的藥物，加入一定量的液體輔料拌炒的炮製方法稱炙法。

生藥的由來①

〈依顏色或形狀命名〉

烏頭

海馬

牛膝

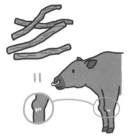

〈依味道命名〉

龍膽   苦

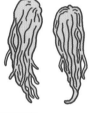

甘草   甘

苦參 苦

生薑 辛

山椒 辛

〈依加工方法命名〉

炙甘草

熟地黃

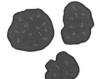

4-10 生藥名稱的由來②

依部位命名

依藥用部位命名而來的生藥，就含有該部位。舉例來說，「某某根」是取其根部；「某某子」是取其果實；「某某仁」是種子；「某某葉」是葉子，「某某皮」是樹皮、根皮或果皮等，以藥用部位來命名。

依藥效命名

益母草具有促進血流巡行以緩解搔癢的作用，經常用於改善月經不順與產後體質調理，是女性專用藥物，因而取名為「有益母親的藥草」。

防風這味藥能防止感冒、搔癢、肌肉痠痛與頭痛，也有治療效果，因而命名為防風。續斷這味藥是川續斷科多年生草本植物川續斷的根，能增強肌肉、治療骨折，名稱具有「重新連接斷掉的東西」的意思。

依季節、產地命名

夏枯草由於過了夏至就會枯萎，因得此名，具有清熱解毒的作用，藥效如其名，能使青春痘或是皮膚紅腫等如草般枯萎。忍冬這味藥的命名則來自於寒冬中葉子不會枯萎，可保持原狀等待春天。金銀花與忍冬為同種藥用植物，金銀花取花的部位，春天一到，開出白色的花，兩、三天後白花變成黃花，金銀各是指黃花與白花錯雜。

阿膠是因中國山東省阿縣為原產地，因而命名。川芎原名是芎藭，其中尤以四川省產的品質最佳，因此將「四川省的芎藭」簡化為川芎。

依傳說命名

「西川有隻淫（發情）羊，吃了這個藿而一日內交配百次」，因這個傳說而有了淫羊藿這味生藥的名稱。另外，當歸能即效治療產後惡血上衝。氣血混亂時能穩定體內氣血，因能讓「氣血循環變好，各自歸位」而取名當歸。其他還有因為某則中國民間故事「某君王得了不治之症，某位醫者給王吃了牽牛花種子後，治好了疾病，王賞賜了數頭牛給醫者牽回村子裡」，人們認為牽牛花的種子具有可以獲得獎賞、牽牛回家的效果，因而取名為牽牛子。

生藥的由來②

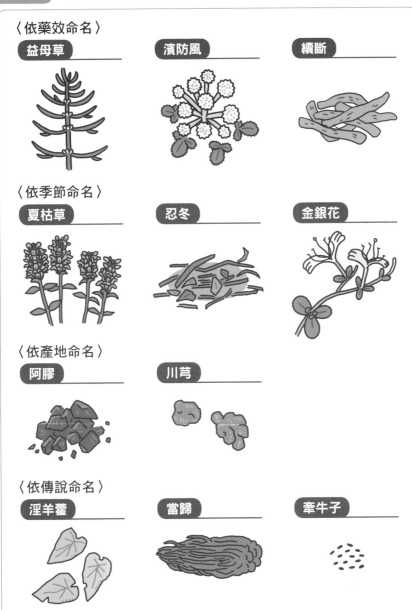

〈依藥效命名〉

益母草

濱防風

續斷

〈依季節命名〉

夏枯草

忍冬

金銀花

〈依產地命名〉

阿膠

川芎

〈依傳說命名〉

淫羊藿

當歸

牽牛子

生藥產地巡禮

■ 當歸

當歸是取該植物的根莖做為藥用部位，是當歸芍藥散與補中益氣湯中所含漢方生藥材之一。在日本是以大和當歸或是北海當歸這兩個品種做為當歸使用。自古以來，大和當歸就是高品質的保證，多栽種於奈良縣與和歌山縣，栽培當歸需要特殊技術。

栽培時的特殊方法有，「摘芽」「湯揉」「稻架掛」三步驟。「摘芽」是摘除種苗長出的芽，不讓種苗開花，以增長根部。「湯揉」是將收成後的根部浸泡溫水中搓揉。「稻架掛」是將「湯揉」後的根部放在通風良好的高處風乾。「湯揉」跟「稻架掛」在11月跟2月各做一次，總共進行兩回。「湯揉」的作業需要人力，以前是用人工一根根處理，現在則已經機械化作業，效率提升許多。另外，收成完當歸的農地暫時無法使用，必須換一塊土地另行種植。

■ 山藥

八味地黃丸中有味生藥是山藥。將山藥根當做藥用，跟出現在餐桌上、吃起來黏滑的山藥是同樣來源的植物。

人工栽培的山藥，從秋季到冬季，葉子會逐漸枯萎，此時就能挖掘出根部。仔細洗淨、刨去外皮後，切成長方形片狀，用約60度的溫度加以乾燥。若乾燥時溫度過高，山藥片就會燒焦。生藥的山藥是白色時，品質最好，一旦乾燥呈現焦黑就不能使用。

■ 醫藥品？食品？

生藥原料可分類為醫藥品，但如果不特別標註藥效，有時會當做食品（非醫藥品）使用。一旦成為醫藥品，就只能使用規定的基原種，生藥的生產與加工方法等，都得遵照日本藥局方規定試驗的標準，且使用用途也有特別規定。藥用資源不單只用在維持人體健康，也可活用於衣食住等各方面。

為了維持生藥的需求與供給平衡，廠商需要設立生產計畫，但是，藥用資源中，有些從播種到收成，需要耗時五到十年，因此必須對生產風險抱持一定的心理準備。

第 5 章

學習養生、漢方醫學的知識

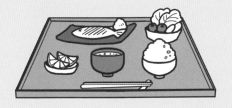

5-01 養生

「**養生**」如同字面所寫，是補養生命的意思。不單只是維持現在身體的健康狀態，還要長保健康到未來，以迎接生命終點來臨，在日常生活中進行那些有益身體與心理的習慣，就是所謂的「養生」。

然而，近幾年來，關於「養生」的觀念，有較大比重放在「不生病」的預防醫學上。舉例來說，為了穩定血壓要留意飲食內容；想要永保青春就要攝取多酚、做強化腰腿的體操等。每天透過媒體不斷傳送出各種各樣類似的訊息。

另外，我們還常聽到「**未病**」兩個字。未病是指現在雖然沒有罹病，但預想未來會慢慢往罹病的狀態發展。也可以想成是半健康狀態，或是亞健康狀態。由此可知，大眾已經接受實踐養生法來治療未病的想法，以及實踐養生法來讓自己免於罹病的思考法。

主要的養生法

日常生活中，有時候會無意間施行養生法。請回想一下，你是否有這樣的經驗：昨晚吃得過多，所以隔天早餐就簡單吃個鹹粥；喝了過多冷飲，所以泡個澡來暖和身體；今天很疲勞，所以早點入睡；運動後流了些汗，喝點酸的飲料；肩膀僵硬就轉動肩膀；想要安定心神所以打坐。

主要的養生法大致不脫注意飲食、運動、調整全身的氣等。在飲食方面，重要的是要注意到飲食八分飽、搭配規律與均衡生活的習慣等。漢方醫學的發源地——古代的中國，人們非常重視飲食，所以我們常能聽到「醫食同源」與「藥食同源」。有越來越多人開始以藥膳來做為飲食養生的方式。在生活習慣上，一般的養生法有：起床與就寢時間規律、性生活不要過度。而調整氣的方法，大多是氣功、坐禪與冥想。重要的是能否讓氣巡迴全身。

日本江戶時代的貝原益軒在其著作《養生調》（養生訓）中推崇飲食八分飽，並說「藥補不如食補」，由此可知他多麼重視飲食。

養生的想法

罹病的過程

健康的人

未病
半健康狀態

生病的人

養生方法

・飲食均衡
・吃八分飽

飲食養生

・規律的生活
・睡眠時間充足

生活習慣

・適度的
運動

運動

・氣功
・坐禪
・冥想

讓氣能遍體巡行

5-02 漢方醫學中的飲食

　　原始時代的人類生吃食物，在不衛生的環境下，人類經常罹患疾病。後來，人類學會用木頭與石頭起火，從生食轉變為以火煮食，減少了腸胃對食物的不適狀況，據說也因此改變了食物的品質與營養學。西元前16到前15世紀，中國有位叫伊尹的人發明了湯品與羹（放入魚、肉、蔬菜的湯品）的烹煮技術。同一時間，名為儀狄的人則發明了酒，後世人們因此可以窺知當時的釀造技術。據說在這個時代，人們學會使用酒精來萃取以水煎煮所得的藥湯（煎劑）與無法以水萃取出的東西，最後成品就是藥酒。

　　中國周朝（西元前11到前3世紀）的書籍《周禮》中記載了當時醫師的階級。最上層是食醫，主要負責指導病患的飲食；下一層是疾醫；然後是瘍醫；最後是獸醫。由此可知，當時人們就有「留意飲食以避免病生」的想法。

　　中國漢朝（西元前206~220年）的書籍《黃帝內經·素問》寫有「五穀為養，五果為助，五畜為益，五菜為充，氣味合而服之，以補精益氣」，認為藉由均衡飲食，就能補充體力與氣力，並維持健康。

　　中國唐朝（西元618~970年）孫思邈所著醫書《備急千金要方》的〈食治〉篇中，詳細記述了穀、肉、果實、生藥等154種食物，各自在養生上的意義與疾病預防，在該篇也強調治病時應以食物優先於藥物，「夫為醫者，當須先洞曉病源，知其所犯，以食治之。食療不愈，然後命藥。」傳說中，孫思邈活到一百歲時仍耳目不衰。

　　中國人老早就知道，食物具有與藥物同樣的性質與效果，並且有「食物」與「藥物」同源的想法，因而出現了「藥食同源」的概念。

　　另外，中國的「藥食同源」概念後來也成為了日本「醫食同源」概念的基礎。一般來說，「食物」與「藥物」的味道與性質是以本草學為本，尤其是以「五氣（溫暖或是冷卻身體等的性質）」與「五味（食物各自的味道與效用）」為考量。「藥膳」著重於「食材」與「調理方法」，可用來改善每個人的身體或心理狀態。

File 39 與「食養生」有關的觀念

《周禮》……記載中國周朝古代官制典籍，其中有關於醫師階級的記載

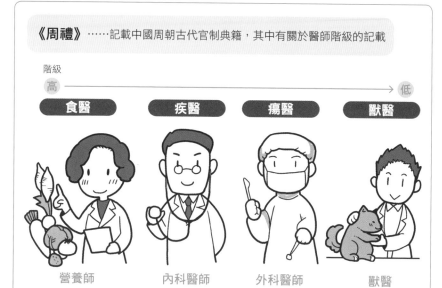

階級
高 ⟶ 低

食醫　　疾醫　　瘍醫　　獸醫

營養師　　內科醫師　　外科醫師　　獸醫

〈與「食養生」有關的觀念〉

①食用	在任何季節、時間、地點等各種環境皆可以吃食的食物。《黃帝內經‧素問》生氣通天論中記載著「食飲有節，和調五味」。
②食養（食補）	有助預防疾病、防止老化、美容的飲食。食物不單只是用來維持身體的正常生命活動，同時也具有補養作用（使用藥物前）。
③食療（食治）	以改善身體與心理不適或是疾病為目的的飲食。基於食物與藥物具有同樣效果的「藥食同源」想法。
④食忌（食禁）	不能在某些季節、時間、地點吃的食物。
⑤藥膳	食療再加上生藥，以治療疾病為目的的飲食。孫思邈在《備急千金要方》中提到：「夫為醫者，當須先洞曉病源，知其所犯，以食治之。食療不愈，然後命藥。」

5-03 本草與藥膳

本草是指漢方醫學裡的藥物學，是以草為基礎的意思。在漢方醫學中，做為藥物使用的不僅是草，還有礦物、動物、昆蟲等。本草學是一門不同於植物學、生藥學的學問，從漢方醫學觀點來看，是在談論藥物的性質與功效。而植物學生藥學是一門研究關於植物的拉丁學名、分類的科名、有效成分等藥理作用的學問。

本草書與本草學

醫書《神農本草經》完成於中國漢朝，據傳作者是中國古代傳說中的神農氏，祂在一天內嚐遍一百種食物與藥物，再記錄下這些食物與藥物的味道與性質，以及對人體的影響等。

這本古老醫書被後世視為是漢方醫學本草學（藥物學）的基礎書籍。隨時代演進，被發現的藥物逐漸增加，到了中國明朝，李時珍完成了《本草綱目》，大大影響了後代藥膳的思考方式。不單是藥物的味道與性質，《本草綱目》中也記載了人們常吃的食物功效。

關於神農氏當時嚐遍百草所得的資訊如下：

①是否對身體產生毒性〔無毒‧有毒〕
②可否長期服用〔上藥‧中藥‧下藥（分為三類：三品分類）〕 　上藥（上品）：無毒，長期服用是可養命的藥，補養精神與肉體。 　中藥（中品）：可能有毒的養性藥，能滋養強壯並增進體力、預防疾病。 　下藥（下品）：毒性強，不可長期服用的治療藥物。
③性質與味道究竟如何，對於身體又能產生怎樣的功效〔五味‧五氣〕 　五氣：熱‧溫‧平‧涼‧寒……屬於溫暖身體或是冷卻身體。 　五味：酸味‧苦味‧甘味‧辛味‧鹹味（鹽味）……每種味道有各自的功效。

藥膳

藥膳是藉由活用漢方醫學中的本草學知識，以期能產生維持健康或治療疾病的效果而在飲食上下功夫，調理時會依據個人身心狀態與體質，在飲食上做調整。現代的營養學非常重視維持健康，也由於分析方法非常發達，能詳細掌握每一種食物的營養價值。另一方面，以本草學為基礎的藥膳則是站在與現代營養學不同的角度，試圖全面性地維持身心的健康。

本草與藥膳

〈本草學與植物學·生藥學的差別〉

本草學　　　　　　　　　　　　　　　植物學 · 生藥學

以漢方醫學的體系為基礎，談論性質與功效的學問。

論及各種生藥的基源、動植物的分類與形態、含有成分、藥理的學問。

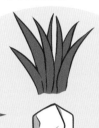

〈藥膳與營養學的差別〉

藥膳　　　　　　　　　　　　　　　　營養學

重視人的體質以及精神。
用對話來判斷對方的身體狀態（以無法數值化的資訊來了解人的狀況）。

檢查身高、體重、血液狀況（從可測得的資訊來了解人的狀況）。

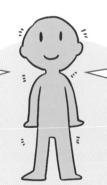

著眼於食材所具備的溫熱、冷卻、補氣與否的性質，以探討其對於身體的影響。

著眼於探討某項食材所含有的營養素對於人的生理作用有何影響。

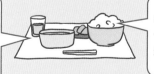

5-04 飲食相關概念

「**身土不二**」常跟「醫食同源」「藥食同源」一起出現。「身土不二」這個詞有兩層意思，一種是佛教的思考，另一種則是「吃當季與當地食材有益身體」的飲食觀。

關於身土不二的第二個意思，在此舉出兩個例子來說明。沖繩地處炎熱，有一道以苦瓜為主食材的苦瓜炒蛋料理，而寒冷地區的北海道則有一道以鮭魚為主要食材的石狩鍋。其他國家也同樣地有各不同的料理，濕熱的泰國有酸味十足的酸辣海鮮湯、辣咖哩等；中國、韓國的寒冷區域則有辣味的麻婆豆腐跟韓國泡菜。各地有各自獨特的鄉土料理，這正是「身土不二」的想法所致。

吃當季食材

當季食材有高營養價值與功效，香味與味道都非常特殊。夏天吃冷卻身體的食材、冬天就吃能溫暖身體的食材，食材能讓身體發揮最大功能。春天吃竹筍、樹木的嫩芽；夏天吃黃瓜、番茄、苦瓜、玉米；秋天吃香菇、地瓜、芋頭；冬天吃搭配火鍋的白菜跟長蔥，以上這些都是各季節的代表性食材。

近年來，溫室栽培使得許多食材都能在各季節吃到，但還是建議大家選擇適合節令的食材。

精進料理

因為健康飲食風潮，精進料理引起全世界的注目。精進料理來自於佛教的教導，是一種歷史性的料理。「精進」是指，「專心一意，努力向佛」，吃粗食，戒除美食與多食。

據說在日本平安時代，將寺廟裡的飲食稱為精進料理。到了鎌倉時代，禪宗進一步確立了精進料理，也連帶大大影響了和食與茶道。

近年來，和食受到人們關注，認為其有益健康，於是日本料理的餐廳在世界各地如雨後春筍般出現。據說，當中有不少餐廳提供的飲食並不同於和食。和食不只是食材的擺盤與呈現，包含待客之道與餐廳整體的清潔感都要符合標準，才能稱為是真正的和食。

File 41　飲食相關概念

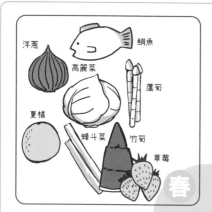

洋蔥
鯛魚
高麗菜
蘆筍
夏橘
蜂斗菜
竹筍
草莓

春

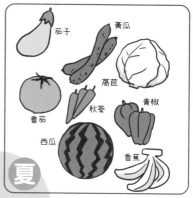

茄子
黃瓜
萵苣
青椒
番茄
秋葵
西瓜
香蕉

夏

當季的食材

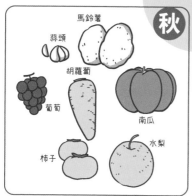

馬鈴薯
蒜頭
胡蘿蔔
葡萄
南瓜
水梨
柿子

秋

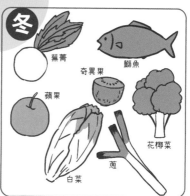

蕪菁
鰤魚
奇異果
蘋果
花椰菜
蔥
白菜

冬

所謂的精進料理

引出食材的原味。

以五種餐具盛裝適量食材。五種餐具有「飯椀」「汁椀」「坪椀」「平皿」「椿皿」。

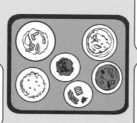

不使用肉類或魚類等食材，遵守佛教的不殺生戒律。

不使用香氣強烈的食材，認為如果飯後仍留有強烈香氣會影響修行。

5-05 藥膳的實踐①

食材在本草學上具有的功效（五氣）

　　藥膳是基於「醫食同源」與「藥食同源」，以改善身體狀況與疾病為核心，所以不單是使用食材，也會使用能產生功效的生藥。舉例來說，白蘿蔔在本草學中是屬於「**五氣**」中的「寒」，冷卻身體的性質。然而，若將白蘿蔔加熱煮成日式燉煮白蘿蔔，就會變成「溫暖」身體的料理。藉由不同的調理方法，能改變食材的性質，吃進身體的效果也跟著改變。

　　以下我試著舉例，依據自己的身體狀況，加入藥膳的知識來維持身體健康的幾個觀點。

溫暖身體或是冷卻身體

食材的選擇

夏天的冷氣房會使身體狀況失去平衡
冬天會產生皮膚紅腫的凍瘡
剛感冒時，寒氣入侵身體
　　　　選擇溫暖身體的食材
　　　　生薑、肉桂、辣椒、酒

夏天的熱中暑症狀（暑熱症）
去海邊遊玩時曬傷了
天氣溫暖時，濕疹產生的搔癢變得嚴重
　　　　選擇冷卻身體的食材
　　　　苦瓜、番茄、西瓜

飲食的溫度

　　熱酒比冷酒更能暖和身體。烤雞肉串灑上七味辣椒粉，再搭配酒，也能溫暖身體。另外，熱印度奶茶加了生薑與肉桂，能暖和身體，但如果是冰冷的薑汁汽水則不具溫暖身體的作用。

　　西瓜跟番茄等能直接吃的蔬果沒有問題，但在烹調苦瓜炒蛋時，豆腐有冷卻身體的性質，豬肉與蛋算是平性食材，這道料理中雖然沒有能暖身的食材，但是熱熱的吃卻能暖和身體。因此，如果想藉由苦瓜炒蛋來冷卻身體，要等冷了再吃。

選擇食材調理法

　　如果想拿生藥來當做食材使用，可以放入紅茶或是咖啡中飲用，也可以將生藥當做調味料灑入料理中，或是打成奶昔、煮成湯品，將這些簡易的方法運用在飲食生活中，試著製作屬於自己獨家的藥膳食譜。

五氣的作用

〈代表性的藥膳食材〉

生藥名稱	食味（五味）	食性（五氣）	功效
五味子	酸	溫	滋養強化、支氣管炎、氣喘、鼻炎等。
薏苡仁	甘、淡	寒	便祕、利尿、水腫、皮膚乾燥、疣、類風濕性關節炎等。
綠豆	甘	寒	口渴、水腫、夏季熱（暑熱症）等。
菊花	甘	涼	解熱、降血壓、頭痛、動脈硬化症、眼睛疲勞、充血、眼睛矇矓等眼睛症狀等。
紅花	辛	溫	虛冷症、生理不順、更年期障礙、血液淨化作用、去除自由基等。
枸杞子	甘	平	疲勞、虛弱無力、頭痛、眼睛疲勞、提高肝功能等。
陳皮	辛・苦	溫	促進胃液分泌、提高腸胃作用、緩和嘔吐症狀、促使氣的循環變好等。
山楂子	酸・甘	微溫	幫助消化、消除疲勞、促進血行順暢等。
銀耳（白木耳）	甘	平	咳嗽、喉嚨痛、皮膚乾燥、滋養強壯等。
金針菜	甘	涼	利尿、幫助消化、水腫、焦躁不安、失眠等。
大棗	甘	溫	滋養強壯、安定精神、肌肉痠痛、過敏症等。
杜仲	甘	溫	滋養強壯、鎮痛、利尿、高血壓等。
金銀花	甘	寒	利尿作用、解熱、解毒、殺菌、退熱、關節炎等。

〈各類藥膳食材的調理方法〉

・加入生菜沙拉中

・加入茶飲中

・與咖哩、燉飯等一起烹煮

・與優格混拌

・當做調味料灑在菜餚成品上

藥膳的實踐②

食材在本草學上具有的功效（五味）

在本草學中，思考食材時，除了前面說的「五氣」，還有所謂的「**五味**」。「五味」是基於五行，將食材加以分類而來，有酸、苦、甘、辛、鹹，各自對應五臟，而每種食材所具有的味，也跟漢方醫學的功效有關。

步驟1　了解五味的作用

酸：調整肝功能、具有收斂、收縮、固澀作用 ➡ 檸檬、橘子、梅子
　　調整自律神經、強化身體柔軟部位、讓身體緊實，不使體液外漏。
苦：調整心臟功能、具有清熱、利尿、瀉下、鎮靜作用 ➡ 綠茶、苦瓜
　　鎮定高亢的神經、冷卻體熱、消除體內發炎、解毒。
甘：調整脾的功能、具有滋補、中和、緩急作用 ➡ 胡蘿蔔、山藥、香蕉
　　調整消化功能、滋養強壯、緩解急迫症。
辛：調整肺的功能、具有發散、解表、行氣作用 ➡ 蔥、生薑、辣椒
　　調整呼吸、促使氣的循環順暢、溫暖身體、促進發汗、調整肌膚狀態。
鹹：調整腎的功能、具有軟堅、散結、瀉下作用 ➡ 牡蠣、昆布、鹽
　　調整泌尿器官與生殖功能、化散腫塊、改善便祕。

步驟2　找出自己身體所需的五味

流過多鼻水與汗水、擔心漏尿…………酸味
　　　　　　　　　　　➡ 一想到梅乾，身體就緊縮
身體感覺熱，神經高亢，工作不順………苦味
　　　　　　　　　　　➡ 喝下沒有澀味的綠茶，感覺爽快
工作繁忙、身體累積疲勞…………………甘味
　　　　　　　　　　　➡ 感覺疲勞時，只要吃甜食，就能放鬆
　　　　　　　　　　　　下心情
剛感冒，感覺寒冷，喉嚨不舒服…………辛味
　　　　　　　　　　　➡ 只要吃韓國泡菜鍋就覺得身體變溫暖
因為便祕，感到腹部脹得很難受…………鹹味
　　　　　　　　　　　➡ 只要使用鹽類瀉藥就能改善便祕

重要的是，能從日常飲食中攝取均衡的五味。再加上敏感察知到自己身體現在需要的是甘味多一點，還是苦味多一點，以藥膳邏輯為基礎，隨時為自己靈活地選擇食材。「五味」雖然與「五行」相關，但是把五色觀也納入藥膳中，飲食就能五彩繽紛。

漢　方

File 43　五氣的作用

〈食材所具有的五氣的作用〉

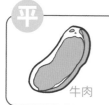

熱

生薑　肉桂　酒　辣椒

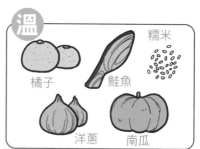

溫

橘子　糯米　鮭魚　洋蔥　南瓜

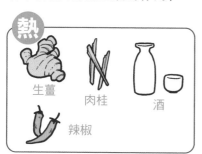

平

牛肉　蛋　地瓜　高麗菜

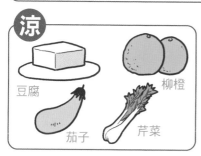

涼

豆腐　柳橙　茄子　芹菜

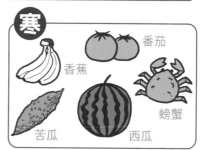

寒

香蕉　番茄　苦瓜　西瓜　螃蟹

〈食材所具有的五味的作用〉

味	作用	五臟	若是吃太多
酸	下痢、止汗、止咳。	肝	食慾變低、身體變得僵硬。
苦	解熱。	心	皮膚變得乾燥、容易感到虛冷。
甘	促進食慾、解毒。	脾	骨頭變得脆弱、容易掉髮。
辛	使氣的巡行變得活絡、發汗。	肺	變得興奮、容易感到虛冷。
鹹	改善便祕與腫塊。	腎	血壓上升。

生活周遭的生藥食材

．．．．．．．．．．．．．．．．．．．．．．．．．．．．．．．．．．．．．

　在日常的飲食中，我們會吃下許多藥膳食材。這些食材能輕鬆購入，只要到超市逛一圈，或是外食時就在在餐廳看到。

　舉例來說，薏米具有消腫的效果，可以泡茶喝，也可以煮成飯吃。另外，冬瓜同樣具有消腫作用，則可以煮成湯喝。

　山藥有助於提升腸胃功能，也能讓身體有精力，不易感到疲勞。不單是中藥店的山藥，即使是超市中的新鮮山藥，也同樣有效。

　洋甘草這種香草是指甘草，具有補氣功效，也能止咳化痰。

　枸杞的果實叫做枸杞子，也是一種生藥材，杏仁豆腐上灑的就是枸杞子。枸杞子能補養肝與腎，對於眼睛疲勞與乾眼症很有療效。

　魁蒿具有溫暖內臟的功效，尤其對於因虛冷而引起的生理痛特別有效。有時人們會將魁蒿葉子放入麻糬中，或是拿來當成入浴劑成分。

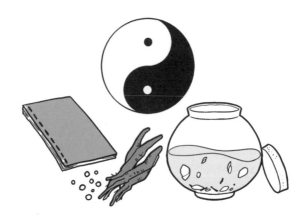

第 6 章

從症狀別來看漢方醫學

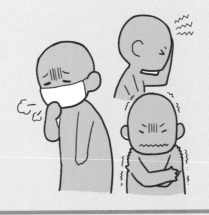

6-01 虛證與實證

即使症狀相同，使用的漢方藥也會因人而異

在漢方醫學中，體質不同，即便症狀相同，患者服用的漢方藥也有可能不同，所以依照個體差異來選擇漢方藥才最有效。另外，漢方醫學不單只著眼於改善患者的症狀，同時也注重改善其他伴隨而來的症狀。因此，選擇漢方藥時，事先清楚掌握自己的體質究竟是屬於「頑健體質」還是「虛弱體質」，抑或兩者皆非，是非常重要的。

體質可分為三種類型

漢方醫學中，將人的體質分為三種類型，各種體質有各自適合的漢方藥。首先是稱為「**虛證**」的體質，也就是，虛弱體質、無力體質、內臟下垂體質與遲緩性體質等。具體來說，虛證多出現在消化功能虛弱、營養狀態不良或是體型偏瘦的人身上，通常新陳代謝是低落狀態。但即使是肥胖型的人，屬於水腫型的，有時也算是「虛證」體質。「虛證」體質的人容易因為抗生素藥物而引起腸胃不適，因此有時也會因為漢方藥而出現腸胃不適的症狀。

接下來，與虛證相反的體質是「**實證**」，也就是強壯人常見的體質。實證體質的人大略是指活潑好動、怕熱、嗓門大、肌肉發達，且腸胃狀況良好的人。這類型的人因為消化吸收功能好，因此不太會出現腸胃不適症狀。另外，因為自癒力好，感冒很快就能痊癒。但是，這類人卻是常在不知不覺間就做了太過消耗體力的事而引發身體過度反應。因此有一說是，實證體質的人比較容易罹患高血壓、心肌梗塞、腦中風等。

最後，既不屬於「虛證」也不是「實證」，屬於中間類型的體質則稱為「**虛實間證**」。

在選擇漢方藥之前，請先確認自己屬於哪一種「證」。本書並不單只針對各種症狀，同時也依「證」別提供各種適合的、有效的漢方藥處方，請一併參考。

Point

〈「證」會變化〉

●虛證與實證並非永久不變，是會依據每個人的身體狀況與體質而有所不同。另外，當然也要考量到整個身體的狀態，以及某些身體部位的狀態。
例…虛證的人因為吃得過多而胃部感到不適→胃處於實證狀態。
　　虛證的人被火燒傷，患部有灼熱感，正在發炎→該患部有實證狀態。

各體質的特徵

〈**虛證體質的特徵**〉

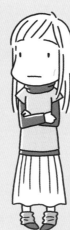

・吃得過多就容易拉肚子。
・吃飯速度慢。
・吃了冰冷食物就容易肚子痛
　或是拉肚子。
・幾天沒有排便也不會感到不
　舒服。

・沒有腹肌。
・肋骨劍突下方會有水聲
　（胃內停水）。

・營養狀態不佳。
・聲音薄弱。
・皮膚沒有光澤、坍塌。

・體型瘦弱。
・內臟下垂型。
・如果體型肥胖則屬於水腫
　體型。

・夏天容易中暑。
・怕冷。
・睡覺時容易流汗。

〈**實證體質的特徵**〉

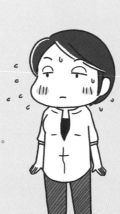

・營養良好。
・聲音宏亮。
・皮膚富彈性有光澤。

・夏天怕熱，卻不會中暑。
・冬天不怕冷。

・肌肉多。
・壯碩體質。
・肌肉發達。

・吃得過多也沒問題。
・吃飯速度快。
・一餐不吃也無妨。
・吃冰冷食物，腸胃也沒
　問題。
・容易便祕，一天不排便
　就感到不舒暢。

6-02 感冒

感冒初期的照護最重要

感冒徵候群是指，人體因為病毒感染而從鼻子到體內的呼吸道系統產生發炎症狀的狀態。具體的症狀有惡寒、發熱、打噴嚏、流鼻水、鼻塞、喉嚨痛、咳嗽、身體有沉重感等。

在西洋醫學中，將疾病的進展分為三種病程：急性期、亞急性期、回復期。而漢方醫學通常會依據病患的病期（患病時間）與顯示患者體力強弱的「實證」「虛證」「實虛間證」來選擇所要開立的漢方藥。

有效治療感冒的漢方藥

剛罹患感冒時，通常會出現流鼻水、打噴嚏、惡寒、喉嚨痛、關節痛、全身性倦怠等症狀。

如果沒有流汗但伴隨肩頸僵硬，適合**葛根湯**；惡寒、發熱並伴隨關節痛或腰痛時，使用**麻黃湯**；主要症狀為打噴嚏、流鼻水、水狀痰時，使用**小青龍湯**；另若有強烈的惡寒，又伴隨喉嚨痛，則建議使用**麻黃附子細辛湯**。

其他諸如，胃腸虛弱、憂鬱時則使用**香蘇散**；屬於虛證又流汗的人則適合**桂枝湯**。但如果處方中麻黃含量較多（屬於麻黃劑的漢方藥），有腸胃問題的人要小心使用。腸胃虛弱的人或是容易因為抗生素等藥物而引起腸胃不適的人也比較適合**桂枝湯**。

感冒加重，有微燒、消化系統症狀、扁桃腺或淋巴結腫脹時，則常使用**小柴胡湯**；胃腸虛弱的人，使用**柴胡桂枝湯**、**柴胡桂枝乾薑湯**；如有咳嗽，具有鎮咳作用的**麥門冬湯**比較合適。

當感冒症狀緩解，只剩下疲勞倦怠或是咳嗽，則使用能促進身體復原的**補中益氣湯**。

高齡者使用漢方藥時

老年人感冒出現非常疲倦且臉色蒼白狀況時，請使用真武湯。葛根湯、麻黃湯、麻杏甘石湯等屬於實證使用的漢方藥，副作用除了有腸胃不適，還可能引發狹心症或是排尿困難的狀況，要特別小心。

感冒的對治

〈感冒時使用的漢方藥〉

漢方藥	證	症狀特徵
葛根湯	實證	感冒初期，肩頸僵硬、腸胃狀況良好、沒有出汗。
麻黃湯	實證	使用於感冒初期。頭痛、發燒、惡寒、關節疼痛、沒有出汗、鼻塞。
小柴胡湯	虛實間證	感冒、按壓肋骨劍突下方到腹脇兩側有痛感、倦怠感、食慾不振、噁心、想吐、咳嗽等。
柴胡桂枝湯	虛實間證	微燒、惡寒、四肢疼痛等。
桂枝湯	虛證	頭痛、發燒、關節痛等。
香蘇散	虛證	腸胃虛弱、頭痛、頭暈等。
麻黃附子細辛湯	虛證	喉嚨疼痛、寒氣、關節疼痛等。

感冒初期
・葛根湯
・麻黃湯

感冒更進一步
・小柴胡湯
・柴胡桂枝湯

選擇漢方
的要點
 汗 與 胃

〈有助改善感冒症狀的食材與養生法〉

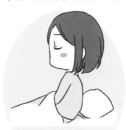

不勉強自己，好好休息最重要

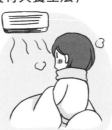

做好身體保暖

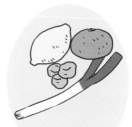

盡量攝取好消化的食物與維生素C

6-03 胃炎

急性胃炎與慢性胃炎的治療方法不一樣

西洋醫學認為，胃炎可能是由細菌或是病毒感染所引起，或是因為過敏、不小心吃下有毒化學物質所引起。依症狀不同，可分為急性胃炎與慢性胃炎。

另一方面，漢方醫學認為胃炎，可能是「氣」「血」「水」中的氣不足，也就是氣虛狀態，也可能是水失去平衡的水毒狀態。當氣不足，消化食物的腸胃功能就會低落，出現胃脹氣、嘔吐、食慾不振。氣不足是因為身體的虛冷或壓力。另外，如果體內有多餘的水，會成為水毒狀態，就要選擇以排水的漢方藥為主要處方。

有助改善慢性胃炎的漢方藥

慢性胃炎通常需要長期服藥，因此患者必須不斷確認自己的狀態。

本身就腸胃虛弱的人，必須要再考量消化功能低落的脾虛狀態。一旦脾虛變慢性化，就會伴隨水毒狀態，並出現噁心與想吐的症狀，這時就要選擇**六君子湯**。這個方劑對於緩解胃脹氣、水毒所引起的食慾不振、想吐非常有效，也能幫助腸胃作用。急性胃炎是因體內水分不足引起胃發炎，**安中散**等方劑就適用於鎮靜發炎與疼痛，對於胃痛、腹痛、胃脹氣、胸中灼熱等的緩解也有效果。

至於因為精神壓力而引起的胃痛，則可能是因為肝的狀態不好引起氣滯。**半夏厚朴湯**助肝，以及氣的循環。如果有喉嚨異物感或失眠也可以使用半夏厚朴湯。

另外，年紀大的人因為胃酸分泌量減少而在飯後出現胃脹氣或是吃飽就脹氣的症狀時，可使用**六君子湯**。也可以使用**安中散、人參湯**。

有助改善胃炎的食養生

有助改善腸胃功能的食材是馬鈴薯與山藥等薯芋類。另外，白蘿蔔含有抑制發炎的成分與幫助消化的酵素。而薄荷與具有香味的蔬菜、柑橘類等則有助於氣的循環、鎮靜焦躁的情緒。

胃炎的對治

〈胃炎所使用的漢方藥〉

漢方藥	證	症狀特徵
六君子湯	虛證	貧血、虛冷症、胃部沉重感、食慾不振、胃脹氣、想吐等。
胃苓湯	虛實間證	水性下痢、嘔吐、口渴、腹痛、食慾不振、水腫、尿量減少等。
五苓散	虛實間證	口渴、尿量減少、想吐、嘔吐、下痢、水腫等。
柴苓湯	虛實間證	想吐、食慾不振、口渴、尿量減少等。
半夏瀉心湯	虛實間證	肋骨劍突下方至兩側腹脇邊的不適、想吐、嘔吐、下痢等。
平胃散	虛實間證	胃脹氣、下痢、消化不良、重度胃下垂、食慾不振等。
安中散	虛證	上腹部疼痛、胸口灼熱感、打嗝、食慾不振、神經性胃炎、慢性胃炎等。
桂枝人參湯	虛證	虛冷症、臉色差、食慾不振、胃部堵塞感、胃痛、下痢、發燒、惡寒等。
小建中湯	虛證	容易疲倦、腹痛、食慾不振、慢性胃炎等。
人參湯	虛證	虛冷症、手腳冰冷、失眠、食慾不振、胃脹氣、腹部膨脹感、下痢、腹痛、貧血等。

〈有助改善胃炎的食材與養生法〉

山藥類等與胃腸、
腎的活化有關。

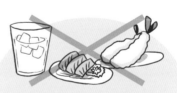

請避免冰冷飲料與食物、生魚
片等生冷食物、天婦羅等油膩
食物、巧克力等甜食。

6-04 失眠症

失眠的原因因人而異

　　失眠是指，每到夜晚就難以入睡，或是無法深睡，又或總是早早醒來無法再入睡等，狀況非常多種。因此，即使同樣是失眠，但原因卻不一定相同。可能的原因有：生活環境吵雜、作息紊亂、高血壓、呼吸系統的疾病、頭痛、壓力、神經衰弱症、憂鬱症等。

　　其他還有：睡前攝取了含有咖啡因的食物、因老化所引起的失眠也都是導致失眠的原因。

　　由於原因複雜，所以治療失眠時，要依患者個人的狀況來評估與治療。除此之外，患者要著手調整生活作息、試著改變生活環境等，但如果還是無法改善失眠狀況，有時醫師會開立安眠藥等藥物。要特別注意的是，長期服用安眠藥可能導致上癮。

有助於改善失眠的漢方藥

　　漢方藥在失眠症中所扮演的角色是，調整患者的身心平衡狀態、緩和緊張感。此時，不單只是漢方藥，同時合併服用抗焦慮的藥物會更有效。

　　當患者處於身心俱疲的狀況，適合服用**酸棗仁湯**。另外，過於敏感、很容易就感到恐慌的人，則適合**桂枝加龍骨牡蠣湯**。若患者強烈地感到焦慮不安，就使用**加味歸脾湯**。**四逆散**對於重度憂鬱症患者有很好的效果。另外，抑肝散可以緩解精神的亢奮狀態，具有鎮定的作用。當人感到潮熱或焦躁不安，則可服用**黃連解毒湯、加味逍遙散**，而手腳潮熱的人則適合服用**三物黃芩湯**，患者可以依據各種症狀來使用漢方藥方劑。

有助改善失眠的食養生

　　因腸胃不適而引起的失眠，建議患者可以吃牛肉、雞肉等肉類，以及芋頭、豆類、蕈菇類等來補氣。如果是因為惶惶不安與擔心所引起的失眠，則可吃葡萄柚或梅子等具酸味的食物，這些食物能幫助肝發揮作用。若因焦慮不安而睡不著時，建議可吃有香氣的蔬菜與柑橘類水果。

　　另外，就寢前可以泡澡、避免使用手機，以免讓大腦處於興奮狀態，造成失眠。此時，也要避免飲用含咖啡因的飲料。

失眠的對治

〈失眠所使用的漢方藥〉

漢方藥	證	症狀特徵
黃連解毒湯	實證	體力較好、臉部潮紅、焦躁不安、潮熱等。
柴胡加龍骨牡蠣湯	實證	精神狀態不安、口苦、肋骨劍突下方至胸脇兩側有壓痛感、肚臍上有跳動感、焦慮不安等。
四逆散	實證	胃炎、胃痛、腹痛、手足虛冷、憂鬱狀態等。
加味逍遙散	虛實間證	更年期障礙、頭暈、肩頸僵硬、容易疲勞、精神不穩定、焦慮不安等。
三物黃芩湯	虛實間證	手足潮熱、失眠、皮膚搔癢等。
加味歸脾湯	虛證	體力衰弱、面無血色、貧血、失眠、精神不安穩、神經衰弱症等。
歸脾湯	虛證	虛弱、面無血色、貧血、失眠等。
酸棗仁湯	虛證	淺眠、虛弱、疲勞感、心悸、因時差導致精神不集中等。
抑肝散	虛證	焦慮不安、小孩的失眠等。
桂枝加龍骨牡蠣湯	虛證	神經衰弱症、不安、頭痛等。

〈有助改善失眠的食材與養生法〉

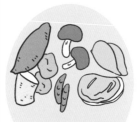

芋頭、山藥、豆類、蕈菇類、肉類能強化腸胃功能

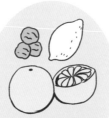

焦慮不安時，建議多吃梅子、柑橘類等水果

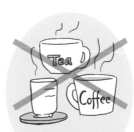

夜晚時，請避免飲用咖啡或紅茶等含咖啡因飲料

6-05 暈眩

頭暈的種類與治療方法

雖說表面上看來，頭暈就只是頭暈，實際上，症狀卻有很多種。

有的人感覺自己整個人跟周遭都在旋轉，這種天旋地轉的頭暈是眩暈症，起因於平衡器官突然發生改變。有時候，眩暈症的原因在於腦部疾病或是耳朵的疾病。有的人感覺是身體輕飄飄的頭暈，總感覺頭部很昏，很像漫步在雲端，或是一站起來就感覺眼前一片黑，或是久站之後，突然眼前一片黑，這種頭暈稱為起立型眩暈。一般有低血壓傾向的人很容易出現這種頭暈。

一般西洋醫學是由耳鼻喉科、內科或是身心科、眩暈門診等負責治療頭暈。醫師在診療時，不單會詢問頭暈狀況，也會詢問患者是否合併有想吐、耳鳴與重聽等症狀，並同時給予治療。

有助改善頭暈的漢方藥

漢方醫學認為，頭暈是由體內留滯的水所造成。體內負責執掌平衡感的是耳朵深處的內耳，但有時，是由於身體其他器官內的水流狀況不佳而引起頭暈。因此，治療頭暈症狀時，漢方醫學會使用能改善體內水分滯留狀態的漢方藥方劑，以使全身回復到正常狀態。至於造成體內水分滯留的原因，通常就在於人的腸胃功能不佳。因此，藉由改善腸胃作用，就能使體內氣血水的循環與平衡恢復正常，頭暈的狀況也會獲得改善。

如果患者是屬於眩暈發作的急性期或是頭暈，而不是天旋地轉的眩暈，且伴隨潮熱，就適合**苓桂朮甘湯**；沒有伴隨潮熱，則適合**真武湯**。而天旋地轉的眩暈症，**澤瀉湯**是第一首選方劑。

等到頭暈症狀減輕時，就改用**當歸芍藥散**；如果頭暈跟自律神經有關，就用**半夏厚朴湯**；與血壓不正常或動脈硬化有關，則使用**釣藤散**。

有助改善頭暈的養生法

若想要改善腸胃功能，建議多攝取有助消化的山藥或是豆類、穀類等食物。另外，當腸胃功能低落，有時原因在於壓力，因此，請改變睡眠不足或是過勞的狀況，這很重要。穴道按摩也有助於改善氣的巡行。

File 48　頭暈的對治

〈頭暈所使用的漢方藥〉

漢方藥	證	症狀特徵
澤瀉湯	虛實不問	胃脹氣、噁心。頭暈等。
五苓散	虛實不問	口渴、想吐、下痢、尿量減少等。
通導散	實證	下腹部有壓痛感、容易便祕、月經痛、頭暈、潮熱等。
加味逍遙散	虛實間證	更年期障礙、頭暈、肩頸僵硬、容易疲勞、精神不安、焦慮煩躁等。
釣藤散	虛實間證	進入中年後的慢性頭痛、肩頸僵硬、潮熱、失眠、高血壓等。
半夏厚朴湯	虛實間證	精神不安、喉嚨或食道有異物感、心悸、頭暈、想吐、神經衰弱症、孕吐、咳嗽等。
真武湯	虛證	全身倦怠感、手腳冰冷、下痢、心悸、頭暈、身體的麻痺感等。
當歸芍藥散	虛證	比較沒體力、貧血、虛冷症、疲勞感、月經不順、頭痛、頭暈等。
半夏白朮天麻湯	虛證	腸胃疲弱、虛冷症、想吐、頭痛、頭暈等。
苓桂朮甘湯	虛證	起立型眩暈、頭暈、心悸、潮熱、失眠、精神不安、神經衰弱症、尿量減少等。

〈有助改善頭暈的食材〉

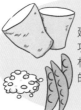

建議多攝取能提高消化功能的山藥等芋頭類食材，或是大豆、毛豆等的豆類食材

具有利尿作用的薏苡仁、紅豆、玉米，或是富含食物纖維的海帶或蕈菇類能幫助體內的水巡行順暢

6-06 過敏性皮膚炎

原因多樣

過敏性皮膚炎是屬於搔癢強烈的慢性皮膚炎，常見於過敏體質的人身上。皮膚炎是塵蟎、灰塵與食物等的過敏反應，以及動物毛髮或是皮膚上的真菌等引起。慢性皮膚炎會有強烈的搔癢感，使患者不斷搔抓，或於睡眠時抓癢，造成新的搔癢與痛感。冬季乾燥、夏天流汗與衣服造成的刺激，使皮膚容易出現發炎症狀。一般的治療方法是在患處塗抹類固醇藥劑、抗組織胺藥劑來止癢。而為了保持皮膚的清潔，流汗後要馬上擦掉或是洗澡。另外，飲食與睡眠要保持平衡，才能有效改善皮膚炎症狀。但光是這樣難以達到治療效果，因為引起過敏性皮膚炎的病因每個人都不同，所以皮膚炎並不容易治療。

有助改善過敏性皮膚炎的漢方藥

在漢方醫學中，並不會把皮膚炎的病因單獨歸咎於皮膚的異常，認為原因多在患者體內。因此，只把重點放在改善表面的皮膚症狀是無法根治的。尤其是當人腸胃功能疲弱，經常也會影響皮膚的狀態。

關於用以改善皮膚炎的漢方藥，如果患處有紅腫或強烈搔癢感的皮膚炎，適合使用**黃連解毒湯**；頭部有頭皮屑或潰爛時，適合**治頭瘡一方**；有強烈搔癢或發熱感時，則適合**白虎加人參湯**，或是能使身體乾燥的**消風散**等的石膏劑；若患處有發炎化膿，則使用**十味敗毒湯**。

想要改善過敏體質，可以使用**柴胡桂枝湯**等的柴胡劑；當長時間持續發炎狀況，會引起血虛，此時就要使用以**四物湯**為基底的**溫清飲**、**柴胡清肝湯**、**荊芥連翹湯**、**十全大補湯**等。另外，**補中益氣湯**能提高腸道免疫功能，有效抑制過敏反應。

有助改善過敏性皮膚炎的養生法

為了恢復腸胃功能，過敏性皮膚炎患者需要重新調整飲食生活。要盡量減少外食，少吃油脂豐富的食物與甜點。肉類等的蛋白質有助皮膚再生，請積極攝取。另外，壓力一旦累積就會使得體內的氣血水循環不順，所以請留意不要累積壓力。

File 49　過敏性皮膚炎的對治

〈 過敏性皮膚炎所使用的漢方藥 〉

漢方藥	證	症狀特徵
黃連解毒湯	實證	臉部發紅、潮熱、焦躁不安、高血壓等。
白虎加人參湯	實證	患部發紅、皮膚乾燥、患部發熱等。
五苓散	虛實不問	口渴、尿量減少、想吐、嘔吐、下痢、頭痛等。
十味敗毒散	實證	皮膚乾燥、有化膿狀況、肋骨劍突下方到胸脇兩側有壓痛感等。
治頭瘡一方	實證	頭部或臉部有結痂或爛瘡，搔癢感強烈等。
溫清飲	虛實間證	皮膚乾燥、皮膚粗糙、貧血、潮熱等。
柴胡清肝湯	虛實間證	痙攣、抽搐嚴重、孩子的淋巴節腫大等。
桂枝加黃耆湯	虛證	體質虛弱、容易流汗、雙腳冰冷等。
十全大補湯	虛證	體力低落、手腳冰冷、貧血等。

〈 有助改善過敏性皮膚炎的食材 〉

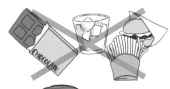

請盡量避免甜食、冰冷食物、速食等油膩食物

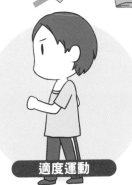

適度運動

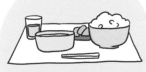

控制油類的攝取

攝取和食(日式飲食)

6-07 肥胖

肥胖與治療方法

肥胖是指身體有過多的脂肪組織堆積，日本肥胖學會認為，BMI（身體質量指數）超過25以上就有礙健康，或是內臟有脂肪堆積就是所謂的肥胖症。當內臟有脂肪堆積，可能造成葡萄糖耐受不良、高血壓、脂質異常症等。

關於肥胖症的治療，一般有飲食療法、運動療法，與改善肥胖相關習慣的行為療法以及藥物療法等。在藥物療法中，一般多使用適合肥胖症的防風通聖散、大柴胡湯與防己黃耆湯。

有助改善肥胖的漢方藥

漢方醫學認為，肥胖可能是新陳代謝降低、飲食過度、運動不足所引起的食積、中年肥胖等的水腫或水肥體質、因壓力而造成飲食過度的氣滯。

如果是屬於身體堅實的肥胖，且伴隨肩頸僵硬與肋骨劍突下方到胸脅兩側的壓痛感、便祕時，則使用**大柴胡湯**；屬於鮪魚肚的大腹便便且皮膚有疹子又容易便祕的人則使用**防風通聖散**。防風通聖散具有分解、燃燒脂肪的作用。另外，對於肥胖且便祕、高血壓且心悸、肩頸僵硬的人也很有效。也適合腹部有脂肪且容易便祕的人。

容易出汗且膝關節變形的人則適合**防己黃耆湯**。防己黃耆湯的適用對象是皮膚白皙、肌肉柔軟、水肥體質、多汗且雙腳水腫的人。這類型人一般沒有便祕傾向。

另外，因為過度飲食所引起的肥胖，可能有腦中風風險的人，則使用九味半夏湯。

有助改善肥胖的養生法

肥胖無法使用西藥或是漢方藥來改善。如果發現自己的肥胖是因為過度飲食所造成，就要留意飲食狀況，並適度運動。另外，如果是因為壓力大而過度飲食，則重點在於檢視造成壓力的原因。

水肥型人建議攝取能促使水巡行的西瓜或是紅豆、黃瓜等。另外，肉桂及紫蘇能有效紓解壓力且具有香氣，也很適合這類型的人。

肥胖的對治

〈肥胖可用的漢方藥〉

漢方藥	證	症狀特徵
柴胡加龍骨牡蠣湯	實證	精神不安、心悸、頭暈、潮熱、失眠、焦躁不安。
大柴胡湯	實證	上腹部的壓迫感、便祕、耳鳴、肩頸僵硬、疲勞感。
通導散	實證	下腹部的壓痛感、便祕、月經不順、更年期障礙、腰痛、高血壓。
桃核承氣湯	實證	潮熱、便祕、下腹部的抵抗感、壓痛、高血壓、月經不順、焦躁不安。
防風通聖散	實證	脂肪型肥胖、便祕、高血壓、肩頸僵硬、尿量減少、高血壓、水腫。
九味半夏湯	實證	水腫、便祕、水肥。
桂枝茯苓丸	虛實間證	潮熱、頭暈、下腹部的抵抗感、壓痛、月經異常。
五積散	虛實間證	肥胖、腸胃炎、神經痛、虛冷症。
防己黃耆湯	虛證	皮膚白皙、虛弱、水肥體質、尿量減少、多汗、水腫、肥胖傾向、疲勞感。

〈有助改善肥胖的養生法〉

光是吃漢方藥並不會改善肥胖狀態，必須改善生活狀態

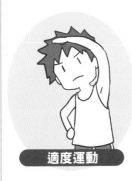

適度運動

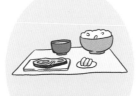

留意飲食的量、
細嚼慢嚥
日式飲食較好

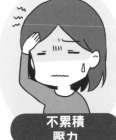

**不累積
壓力**

6-08 糖尿病

糖尿病與合併症

糖尿病是一種血液中血糖值呈現慢性增高的疾病，因胰島素作用不足所導致，而胰島素是使血糖值下降的荷爾蒙。胰島素之所以無法發揮正常作用是因為患者飲食生活紊亂、運動不足與肥胖。體內若長期維持高血糖狀態，就會產生各種併發症。諸如，糖尿病網膜症、糖尿病腎臟病變、神經病變、動脈硬化、高血壓、心臟病等等。

我們無法利用漢方藥來降低血糖值。但是當病患需要增加胰島素作用而持續由體外注射胰島素，就可以使用漢方藥來預防併發症的發生。

有助於改善糖尿病的漢方藥

如果是腸胃狀況良好的糖尿病患者，可以選擇服用能有效改善全身性倦怠感、四肢冰冷、肢體麻痺等症狀的**八味地黃丸**、**牛車腎氣丸**等，這兩個處方可用於改善糖尿病引起的各種症狀。

如果是腸胃虛弱，且伴隨有倦怠感、排尿障礙或勃起障礙、神經衰弱的糖尿病患者，則可服用**清心蓮子飲**。

另一方面，如果是伴隨著口渴症狀的糖尿病患者，則適合**白虎加人參湯**或**五苓散**。糖尿病的併發症有糖尿病網膜症、腎炎、神經障礙等，此時可以針對各種症狀來選擇能對應的漢方藥。另外，多數糖尿病患者會有肥胖與高血壓的狀況。

但是，需要特別留意的是，組成八味地黃丸、牛車腎氣丸兩個漢方藥方劑的生藥成分相近，所以要避免同時服用。

有助改善糖尿病的養生法

在古醫書中，將尿多、尿中含糖的病態稱為消渴症，一般認為，這就是現代的糖尿病。原因在於，兩者的共通之處有飲食無度、因壓力導致肝功能低落、腎臟功能低落而引起腎虛等。因此，平日就留意攝取均衡的飲食是首要預防糖尿病的重點。體內水分不足，不是以多喝多吃來補足，而是要留意節制外食的頻率，以免導致肥胖。另外，要積極攝取能降低血糖值的食材，諸如，苦瓜具有冷卻效果，苦瓜茶具有降低血糖值的作用；大豆所含的大豆異黃酮也具有降低血糖值的作用。

糖尿病的對治

〈糖尿病可使用的漢方藥〉

漢方藥	證	症狀特徵
五苓散	虛實不問	口渴、尿少、水腫等。
大柴胡湯	實證	肋骨劍突下方到胸脇兩側的抵抗感與壓痛感、便祕、耳鳴、肩頸僵硬、高血壓等。
白虎加人參湯	實證	口渴、多汗、尿多、臉部潮熱等。
防風通聖散	實證	脂肪型肥胖、臉部潮紅、便祕、尿少、胸口灼熱感、肩頸僵硬、高血壓等。
桂枝茯苓丸	虛實間證	瘀血、頭痛、肩頸僵硬、全身性潮熱、頭暈等。
牛車腎氣丸	虛證	下半身無力感、麻痺、排尿障礙、口渴、夜間頻尿、水腫、視力矇霧不清等。
八味地黃丸	虛證	疲勞感、虛冷、排尿困難、殘尿感、口渴、高血壓、視力矇霧不清、下肢靜脈瘤等。

〈有助改善糖尿病的食材與養生法〉

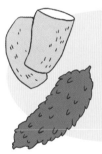

可積極攝取有助於腸胃消化的山藥與能降低血糖值的苦瓜

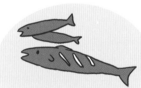

竹筴魚或秋刀魚等青魚類能幫助淨化血液

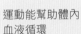
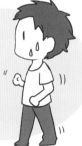

運動能幫助體內血液循環

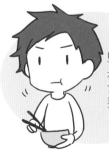

堅硬的食物或是難以消化的食物，請務必要細嚼慢嚥

6-09 唇口與肌膚的問題

有效改善口腔黏膜發炎症狀、口角炎的漢方藥

口內炎是指在口腔黏膜或是舌頭上產生發炎，口角潰爛、口角裂開則是口角炎。

吃了過熱食物所引起的症狀，通常多數很快就能痊癒，但是，口內炎的原因多是因細菌或病毒所引起，且嘴巴是消化系統的入口，所以口內炎經常也會起因於慢性胃炎等的胃部問題。

口角炎容易在患者是糖尿病或是維生素B群缺乏症等免疫力低落時發生。綜合上述原因，為了預防口內炎及口角炎的發生，基本上最重要的是要經常漱口以維持口腔內部清潔。若要使用西藥，一般是建議服用維生素或是抗生素等藥物。

但是，漢方醫學並不會針對口內炎或是口角炎做局部性治療，而是會針對患者全身症狀來加以治療。由於口內炎需要一段時間才會痊癒，且經常反覆發作，因此漢方醫學會把重點擺在改善患者的體質、腸胃狀態。

具體來說，會使用**六君子湯**或是**香蘇散**來調整腸胃功能；體型粗壯、容易潮熱或是焦躁不安的人則會使用**黃連解毒湯**；如伴隨有腹鳴等腸胃障礙等症狀的人，則會使用**半夏瀉心湯**。

有效改善肌膚乾燥與青春痘的漢方藥

肌膚乾燥通常是皮膚表面不光滑且乾燥，多會伴隨搔癢、粗糙且沒有光澤的狀態。致病原因有很多，唇口周圍的乾燥多數是由於消化功能不佳所引起。肌膚乾燥原因在於血的不足——血虛，此時**當歸芍藥散**或是**溫經湯**最具改善效果。這兩個方劑也適合貧血及虛冷症的人服用。

成人的青春痘，可能是由於體內的血熱或是血液凝滯的瘀血所造成。青春痘產生的原因大致有長時間化妝、飲食不節、維生素不足、代謝異常、腸胃功能低落、月經障礙等等。如果想要改善，可以選擇**桂枝茯苓丸加薏苡仁**，這個藥方也適用於下腹部疼痛或是暈眩。

有效改善唇口‧肌膚問題的養生法

唇口或是肌膚的紅腫，並不是只要塗上皮膚軟膏就可以治癒。塗上皮膚軟膏雖然可以暫時減緩症狀，卻不能從根本上治療，一定會再復發。此時，要從改善飲食生活做起，多攝取維生素與蛋白質，並減少外食機會。

File 52 唇口與肌膚的問題的對治

〈口內炎‧口角炎可使用的漢方藥〉

漢方藥	證	症狀特徵
黃連解毒湯	實證	臉紅、潮熱、焦躁不安、出血等。
黃連湯	實證	上腹部沉重感、想吐、嘔吐、食慾不振等。
半夏瀉心湯	虛實間證	肋骨劍突下方有不適感、想吐、嘔吐、食慾不振、腹鳴、軟便等。
補中益氣湯	虛證	體力不足、疲勞、食慾不振、倦怠感等。

〈肌膚乾燥‧青春痘可使用的漢方藥〉

漢方藥	證	症狀特徵
十味敗毒湯	實證	肋骨劍突下方至腹脇兩側有壓痛感、患部乾燥、化膿等。
清上防風湯	實證	患部泛紅、化膿等。
桂枝茯苓丸	虛實間證	潮熱、頭暈、頭痛、肩膀僵硬、肌膚乾燥、月經異常等。
桂枝茯苓丸加薏苡仁	虛實間證	潮熱、虛冷、肩膀僵硬、下腹部疼痛、月經異常、肌膚乾燥等。
當歸芍藥散	虛證	面無血色、下腹部疼痛、倦怠感、虛冷、水腫等。
溫經湯	虛證	手足潮熱、唇部乾燥、更年期障礙、虛冷、肌膚乾燥等。

〈有效改善唇口‧肌膚問題的食材與養生法〉

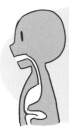

唇口與胃腸關係密切，所以，當腸胃功能低落，就可能出現唇口或肌膚問題

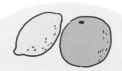

吃檸檬等水果來補充維生素

6-10 更年期障礙

更年期障礙的症狀與治療

更年期是指女性面臨閉經前後的數年期間，通常是指45到55歲這大約十年的期間。

更年期時，由於荷爾蒙分泌功能逐漸衰退，月經變得不規則，然後終至閉經。在這期間，因為荷爾蒙分泌功能漸衰，通常會伴隨著各種身體或是心理的不適，這就稱為更年期障礙。具體來說，大致有以下症狀：臉部潮紅、發汗、心悸、肩膀僵硬、虛冷症、高血壓、頭痛、耳鳴、疲勞感等自律神經症狀，另外還有失眠、憂鬱、吞嚥時喉嚨有異物感等。患者的體型通常也容易在此時變得肥胖、消瘦、水腫等。

漢方醫學認為，更年期障礙是由於血的異常，引起體內氣血水失去平衡導致。

臉部或是頭部的潮熱、心悸、頭重腳輕等症狀，起因於氣逆，而下腹部的不適感或是手足厥冷則是起因於血液凝滯的瘀血。若身體裡的水分滯留造成水毒，則會出現頭痛或頭暈症狀。

有效改善更年期障礙的漢方藥

西洋醫學於治療更年期是以荷爾蒙補充療法為主。這是針對女性荷爾蒙不足而加以補充的治療法。但漢方藥也非常有療效，尤其是對於更年期障礙所引起的精神性症狀，強調身心一如的漢方藥能同時治療身體與心理，所以效果非常好。

通常，當患者感到潮熱、容易疲倦、精神上不安或焦慮不已，建議使用**加味逍遙散**；手足潮熱、肌膚乾燥、口唇乾燥時則建議使用**溫經湯**；如果患者有頭暈或是潮熱，並伴隨精神性症狀時，則使用**女神散**。

有效改善更年期障礙的養生法

發生更年期障礙時，建議積極補充能促進血流與氣循環的食物。具體來說，番紅花可治療瘀血、紫蘇能促使氣循環。這兩樣食材可以加入溫水中或是煮成湯品來飲用。另外，洋蔥、韭菜、香芹、生薑、辣椒等能溫暖身體，也很有效。大豆製品能增加女性荷爾蒙，所以建議多多食用。

更年期障礙的對治

〈更年期障礙可使用的漢方藥〉

漢方藥	證	症狀特徵
通導散	實證	下腹部壓痛感、容易便祕、經痛、頭暈、潮熱等。
桃核承氣湯	實證	下腹部有抵抗感或壓痛感、潮熱、頭暈、失眠、便祕、焦躁不安等。
女神散	實證	潮熱、頭暈、頭痛、不安、失眠、肩膀僵硬等。
溫清飲	虛實間證	皮膚沒有光澤、容易乾燥、潮熱、貧血等。
加味逍遙散	虛實間證	更年期障礙、頭暈、肩膀僵硬、容易疲勞、精神不安、焦慮不安等。
桂枝茯苓丸	虛實間證	潮熱、下腹部有阻滯感、雙腳冰冷、肩膀僵硬、頭痛、頭暈等。
五積散	虛實間證	因寒氣或濕氣所引起的腰痛、雙腳疼痛、容易疲勞、下半身虛冷等。
溫經湯	虛證	潮熱、唇部乾燥、下腹部虛冷、下痢、頭痛、肌膚乾燥等。
四物湯	虛證	皮膚沒有光澤、皮膚乾燥、貧血等。
當歸芍藥散	虛證	貧血、疲勞感、虛冷、頭痛、肩膀僵硬、耳鳴、心悸、水腫等。

〈有效改善更年期障礙的食材〉

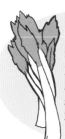

請多吃芹菜等的傘形科芹屬蔬菜。功效在於，紓解頭痛或壓力所造成的血壓上升症狀。特殊的香氣對於治療失眠也很有效

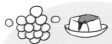

大豆食品中所含有的大豆異黃酮對於改善更年期障礙或是骨質疏鬆症有極佳的效果

6-11 貧血

貧血的症狀

貧血是指血液中血紅素濃度低落的狀態。血紅素負責搬運氧氣至全身，因此，如果血紅素濃度過低，全身臟器會陷入缺乏氧氣狀態，造成身體容易出現淤青、心悸、呼吸困難、發燒、頭痛、耳鳴、疲勞感等。其中，女性的缺鐵性貧血症最常見。這是由於血液中的鐵不足所造成，而鐵這個成分正是製造血紅素時必須要素。

關於貧血的治療法，如果患者體內正在出血，第一要務是先止血。如果是因為慢性出血而引起鐵質不足，除了從飲食中補充鐵，還要服用鐵劑來補充流失的鐵。

有效改善貧血的漢方藥

漢方醫學所謂的「病態」是以氣血水來呈現（參考2-8），血的概念近似於血液，貧血以及因貧血而起的症狀都是屬於「血虛」的狀態。

漢方醫學中，治療貧血的基本方劑是四物湯。四物湯具有抑制出血、改善體內血巡行狀態的功效。因此，血虛的人，一般使用的基本漢方藥就是**四物湯**。另外，比起單獨使用，四物湯更常被用在**十全大補湯**或是**芎歸膠艾湯**裡。

但這幾帖方劑中都有地黃這個藥材，腸胃虛弱的人要小心服用。

有效改善貧血的食養生

如同前述，貧血的原因在於血虛。因為低血壓而早起困難、稍微久站就頭暈、容易感到暈眩，或是經血量大的人，原因可能在於體內缺乏具有造血作用的鐵質，因此，應該積極補充鐵質。蔬菜中，以菠菜與小松菜最富含植物性鐵劑與維生素C。另外，肝臟含有豐富的鐵質，以及能幫助身體吸收鐵質的維生素。透過這些飲食，就能補充鐵質。

若是貧血加水腫且感到疲勞的人，推薦吃黑棗。黑棗中富含鐵質與葉酸，不但能補血，也能滋潤身體。乾燥的黑棗是個方便取用的好選擇。

貧血的對治

〈貧血可使用的漢方藥〉

漢方藥	證	症狀特徵
四物湯	虛證	面無血色、皮膚乾燥、皮膚粗糙、月經異常、虛冷症等。
芎歸膠艾湯	虛證	出血、經血過多等。
當歸芍藥散	虛證	臉色蒼白、頭暈、月經異常、水腫、虛冷等。
十全大補湯	虛證	容易疲勞、倦怠感、虛冷等。
人參養榮湯	虛證	容易疲勞、倦怠感、虛冷、咳嗽等。
歸脾湯	虛證	食慾不振、精神不安、失眠等。
加味歸脾湯	虛證	精神不安、失眠、憂鬱、食慾不振等。
六君子湯	虛證	胃酸分泌不足、胃脹滿、想吐、食慾不振、倦怠感等。
溫經湯	虛證	頭臉部有潮熱感、嘴唇乾燥、下腹部虛冷、下痢、頭痛、肌膚乾燥等。

〈有效改善貧血的食材〉

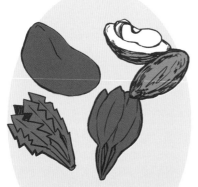

豬肝、牡蠣、菠菜、小松菜等都含有豐富的鐵質

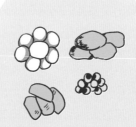

多攝取果乾、藍莓、黑棗、葡萄乾等具有自然甜味或酸味的食材

6-12 頭痛

治療慢性頭痛，可使用漢方藥

一般統稱發生在頭部的疼痛為頭痛。但是，因為不同時期的頭痛、頻繁程度、疼痛強弱，診斷結果也不同。頭痛的原因有很多，像是壓力、睡眠不足、眼睛疲勞、高血壓、低血壓、月經異常等等，但是如果是蜘蛛網膜下腔出血或腦部腫瘤等的頭痛就屬於腦部疾病，必須立刻以西醫治療。

漢方藥治療不斷反覆發作的慢性頭痛最為有效。慢性頭痛可分為發作時會出現強烈疼痛的偏頭痛、整個頭部像是被蓋住一般的緊張型頭痛等等。女性有時則會出現伴隨月經而來的頭痛。

可有效治療頭痛的漢方藥

以漢方藥治療頭痛時，必須先辨別自己是屬於偏頭痛或是緊張型頭痛，然後再從氣·血·水的角度選擇漢方藥方劑。排除屬於器質性疾病所引起的頭痛後，再從頭痛發作頻繁度，以偏頭痛或緊張型頭痛為主，輔以其他伴隨的症狀來找出合適的漢方藥。

依據患者是否為腸胃虛弱的脾虛類型，用來治療頭痛的漢方藥也不同。腸胃虛弱患者的頭痛，多半是因為腸胃虛冷造成水的阻滯所引起。另一方面，腸胃強壯患者的頭痛，則多因脖子或肩膀僵硬。另外，如果是因為天氣變化所發生的頭痛，可以想成是因水毒所引起的。偏頭痛發作且伴隨著惡寒怕冷、噁心、嘔吐的患者，適合**吳茱萸湯**；如症狀伴隨著口渴、水腫、尿量減少，則使用**五苓散**。

如是緊張型頭痛，患者的腸胃狀況良好，只有頸部緊繃時，可使用**葛根湯**來促進發汗、緩和頭痛；早晨起床的頭痛，使用**釣藤散**；腸胃虛弱、頭暈又水腫的人則使用**半夏白朮天麻湯**。

對頭痛有效的養生

因為腸胃虛弱、虛冷而頭痛發作的人，要注意保暖、促進氣的循環。此時，可以吃生薑、蔥這些有溫暖身體效果的食材。水毒型的人建議攝取能促進水份代謝的紅豆、黃瓜、昆布與冬瓜等。另外，有時候吃了過多的巧克力、乳酪、喝了太多紅酒也會引起頭痛，要特別注意。

File 55 頭痛的對治

〈頭痛所使用的漢方藥〉

漢方藥	證	症狀特徵
五苓散	虛實不問	口渴、噁心、嘔吐、腹痛、下痢、頭暈、水腫、尿量減少、偏頭痛、緊張型頭痛等。
川芎茶調散	虛實不問	感冒初期的頭痛、惡寒、關節痛等。
黃連解毒湯	實證	因為潮熱所引起的臉紅、失眠、心悸、頭暈、口渴、胃不舒服、想吐等。
葛根湯	實證	感冒初期、肩頸僵硬、扁桃腺發炎、神經痛、蕁麻疹等。
葛根加朮附湯	實證	肩頸僵硬、緊張型頭痛。
桂枝茯苓丸	虛實間證	潮熱、肩膀僵硬、下腹部疼痛、頭痛等。
釣藤散	虛實間證	肩膀僵硬、頭暈、伴隨潮熱的中年後偏頭痛、緊張型頭痛等。
桂枝人參湯	虛證	腸胃虛弱、頭痛、心悸、慢性腸胃炎、胃下垂等。
吳茱萸湯	虛證	手腳冰冷、肩膀僵硬、嘔吐、偏頭痛、緊張型頭痛等。
半夏白朮天麻湯	虛證	腸胃虛弱、手腳冰冷、頭暈、偏頭痛、緊張型頭痛等。

〈有效改善頭痛的食材與養生法〉

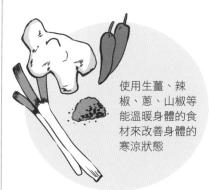

使用生薑、辣椒、蔥、山椒等能溫暖身體的食材來改善身體的寒涼狀態

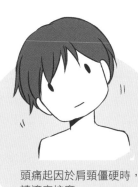

頭痛起因於肩頸僵硬時，請適度按摩

6-13 月經異常

月經痛、月經不規則等與月經相關的症狀

月經痛是指，月經時或是月經來臨前所發生的下腹部或腰部疼痛，有時候還會出現過度的疼痛、頭痛、想吐或是情緒煩躁不安。

一般來說，成人女性的月經週期是25到38天，月經持續期間是3到7天，一旦超過這些期間範圍就算是月經不順。除此之外，經血量過多、太少也算是月經不順。

然而，月經異常主要起因於壓力、精神不安、環境變化、體重減輕。另外，子宮的疾病或是荷爾蒙分泌異常也是引起月經異常的主因。

有效改善月經異常的漢方藥

漢方醫學認為，月經異常的症狀是由於血的異常所引起，因此認為是氣血平衡失常所引起的狀態。瘀血或是血虛會引起月經痛、水腫等水毒症狀、造成氣滯而引起焦躁不安。

因為虛冷症而有水毒傾向的人，適合服用**當歸芍藥散**；潮熱、肩膀僵硬、下腹部疼痛的人適合服用**桂枝茯苓丸**；如果有便祕、焦慮不安、精神狀態不穩定的話，要服用**桃核承氣湯**；月經期間的疼痛則可以用**芍藥甘草湯**舒緩。

有效改善月經異常的養生法

如果是虛冷症且體型偏瘦、血虛或是瘀血型的人，建議要積極攝取能改善血的循環的食材。竹筴魚或秋刀魚等青魚類最好。另外，五性五味中的溫熱與辣味食材之中，洋蔥或是火蔥等蔬菜也很有療效。

月經前容易水腫的人可能是屬於體內有水滯留的水毒症狀。這類型的人建議多吃具有利尿效果的白蘿蔔或是蛤蜊、冬瓜等食材。由於這些食材同時也具有冷卻身體的效果，請避免生食，最好加熱調理。

另外，在月經前感到焦躁不安，或是出現精神性症狀時，可能是氣滯型的人，此時，可選擇具有柑橘類香氣的食材，以增加氣的循環。

月經異常的對治

〈月經異常可使用的漢方藥〉

漢方藥	證	症狀特徵
通導散	實證	肋骨劍突下方的抵抗感或壓痛感、便祕、頭痛。
桃核承氣湯	實證	便祕、潮熱、下腹部的抵抗感或壓痛感、頭暈、焦慮不安等。
女神散	實證	潮熱、頭暈、精神不安、心悸、失眠、頭痛、肩膀僵硬等。
溫清飲	虛實間證	皮膚乾燥、肌膚粗糙、潮熱等。
加味逍遙散	虛實間證	容易感到疲勞、不安、失眠、焦慮不安、頭痛、肩膀僵硬等。
桂枝茯苓丸	虛實間證	虛冷、潮熱、下腹部疼痛、肩膀僵硬、頭痛等。
溫經湯	虛證	手足潮熱、唇口乾燥、下腹部虛冷、皮膚狀況糟糕等。
當歸芍藥散	虛證	虛弱、虛冷症、貧血、疲勞感、臉色差、下腹部疼痛、頭重、頭暈、水腫等。

〈有效改善月經異常的食材與養生法〉

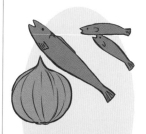

青魚類有助於清血
溫性及熱性食材能溫
熱身體

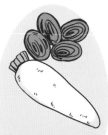

白蘿蔔及蛤蜊等具有
利尿效果的食材，有
助改善體內的水循環

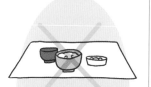

過度減肥會引起月經
異常，請留意

6-14 疲勞感

疲勞是氣虛的表現

一旦長期處於過勞或是睡眠不足的狀態，人就會經常感到疲倦或是有倦怠感。不單如此，人也會因為高血壓、低血壓、貧血、腸胃疾病、精神疾病、更年期障礙、月經前與懷孕期間等各種原因而感到身體的疲勞，或是身體變得容易疲勞。

在漢方醫學中，將疲勞或是倦怠感認為是全身性的氣不足所引起的氣虛狀態。另外，一旦身體長時間處於氣虛狀態，體內的血將停滯不動，演變成瘀血狀態，因而使得體液或是體內分泌的液體滯留成為水滯的狀態，此時將變成更嚴重的疲勞感。不只是肉體上的疲勞，當人出現虛弱無力、失眠、不安等精神性症狀，可以認定為是體內有氣阻滯，稱為氣滯。因此，可以依據每個人的實際狀況，可能是氣虛、瘀血、水滯或是氣滯，分別以不同的漢方藥加以改善。

有效改善疲勞感的漢方藥

然而，如同上述所說的導致人體疲勞的各種原因中，最多的一種是氣虛狀態，這是因為體內的氣不足所引起。此時，選擇**補中益氣湯**或**人參養榮湯**等就可以補足身體的氣，還能改善消化功能。體力不好的人則可以選擇有滋養效果的**十全大補湯**。

但是若患者還伴隨有不安感、有氣無力等精神性症狀時，**加味歸脾湯**能促進體內氣循環，是最好的選擇。胃腸虛弱的人，宜服**香蘇散**。另外，隨著年齡增長，腎臟功能下滑的人，通常會伴隨有腰痛或是下半身無力感。除感到疲勞，同時也有虛冷、腰痛、排尿障礙時，就要選擇服用能補足腎臟功能的**八味地黃丸**。

有效改善疲勞的食養生

想要改善腸胃功能，建議多吃山藥等食材。山藥含有消化酵素，對胃部也有好處。另外，如果是伴隨有精神症狀、具有強烈疲勞感，則請多吃具有香氣的紫蘇或是柑橘類水果。梅乾或是黑醋都能補養肝功能。如果是腎臟功能低落，請多攝取富含膠原蛋白的食材。

疲勞感的對治

〈疲勞感可使用的漢方藥〉

漢方藥	證	症狀特徵
加味歸脾湯	虛證	虛弱、貧血、精神不安、神經症等。
歸脾湯	虛證	虛弱、臉色不佳、貧血、失眠等。
牛車腎氣丸	虛證	疲勞感、四肢虛冷、口渴、下肢疼痛、眼前有白霧狀物、搔癢、水腫等。
柴胡桂枝乾薑湯	虛證	微燒、發汗、疲勞感、食慾不佳、心悸、失眠、神經症等。
四物湯	虛證	貧血、虛冷症、更年期障礙、月經障礙等。
十全大補湯	虛證	貧血、虛冷、營養不良、疲勞感等。
小建中湯	虛證	虛弱、疲勞感、心悸、腹痛等。
清暑益氣湯	虛證	體溫過高、食慾不振、夏季胃口不佳等。
人參養榮湯	虛證	體力低落、微燒、咳嗽、倦怠感、食慾不振、精神不安、失眠等。
八味地黃丸	虛證	倦怠感、四肢虛冷、潮熱、排尿障礙等。
補中益氣湯	虛證	虛弱、消化系統疲弱、體力低落、倦怠感、夏季胃口不佳、貧血等。

〈有效改善疲勞感的食材與養生法〉

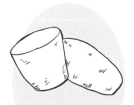

請多吃含有消化酵素的山藥等食材

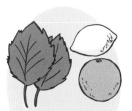

具有強烈香氣的紫蘇或柑橘類水果能幫助改善體內的氣的循環

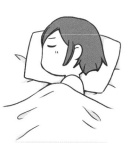

最重要的是睡飽

6-15 便祕

便祕是指，超過三天以上沒有排便的狀態，或是即使每天都有排便卻只能排出很硬的大便，非常不順暢，且有殘便感。原因大致可以分成兩種：慢性腸炎、腸阻塞、大腸癌或痔瘡等器質性便祕，或是功能性便祕。功能性便祕是由於身體將糞便傳送至肛門的大腸功能異常所引起，也是臨床上最常見的便祕。通常治療方法是針對大便或血液做檢查，一旦確定是器質性疾病，就必須針對致病原因做治療。功能性便祕多由於不規律的生活步調或是壓力所引起，只要改善生活習慣就能改善。

有效改善便祕的漢方藥

使用漢方藥治療便祕時，一般分為兩個方向，一是以只改善便祕為目標，另外則是針對因其他症狀所引起的便祕的治療。

以改善便祕為目的而服用漢方藥時，如果患者是體格健壯且容易出現潮熱症狀的類型，可以考慮使用含有大黃（主成分為番瀉苷）這一味生藥的方劑（**大黃甘草湯**），但如果是體型偏瘦、臉色差或是痙攣性便祕的人則可以使用含有芍藥的方劑（麻子仁丸等）。

年紀大的人則使用**潤腸湯**或是**麻子仁丸**。

體力不錯的人，可以使用西藥或是漢方藥。高血壓且肥胖者，則建議使用**大柴胡湯**或是**防風通聖散**。

然而如果是體力不佳、體型瘦弱的人，建議使用漢方藥來改善便祕狀況。腹部脹滿、腹痛、有便意但不易排便的人，則以在**桂枝芍藥湯**加了大黃的**桂枝加芍藥大黃湯**為最佳選擇。

有效改善便祕的養生法

一旦養成忍耐便意的習慣、排便不規律，身體會變得不容易感覺到便意，容易出現便祕。因此，首先要規律飲食，尤其是早餐絕不能省略。平日好好喝水、多吃纖維質豐富的食物或海藻類、地瓜類食物。多數的瘦身飲食都是少油的食物，對排便不利，因此重要的是適度**攝取油脂**。適量的酒精能刺激腸道，頗有效果通便。

便祕的對治

〈 便祕可使用的漢方藥 〉

漢方藥	證	症狀特徵
大柴胡湯	實證	肋骨劍突下方到腹脅兩側有抵抗感或壓痛、便祕、下痢、耳鳴、疲勞感等。
桃核承氣湯	實證	月經異常、下腹部脹痛、潮熱、伴隨虛冷症的肥胖型便祕。
防風通聖散	實證	皮下脂肪型肥胖、慢性便祕、尿量減少、肩膀僵硬、高血壓等。
乙字湯	虛實間證	便祕引起的肛門痛、出血、搔癢、大便硬、痔瘡等。
大黃甘草湯	虛實間證	腸胃狀況良好、有體力較佳人的慢性便祕。
桂枝加芍藥大黃湯	虛證	體力低落、腹部脹滿、腹痛、裡急後重等。
潤腸湯	虛證	高齡者的遲緩性便祕、痙攣性便祕、大便形狀如兔子大便般等。
小建中湯	虛證	小孩的便祕、神經過敏、腹痛。
麻子仁丸	虛證	高齡者、體力低落且排便力低落的人。

注意：以上漢方藥多含有大黃的，因此要留意發生副作用。大黃具有即效性，如果服用後出現腹痛或是下痢的副作用，請減少大黃服用量，或是改以其他漢方藥代替。

另，含有大黃的漢方藥能使腸內菌叢產生代謝效果，因此要留意腸內菌叢狀態。

〈 有效改善便祕的食材與養生法 〉

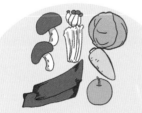

建議多吃蕈菇類、蔬菜、海藻類等富含食物纖維的食物

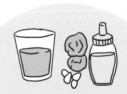

好好喝水，多攝取能滋潤身體的核桃、松子、蜂蜜等食材也能有效改善便祕

6-16 虛冷症

常見於女性的虛冷症與潮熱

女性常見的虛冷症，是指手腳與腰部等特定部位感到寒冷的症狀。因為虛冷感到疼痛，也可能使疾病惡化。因此，藉由改善虛冷症症狀有時也能防止上述的情況。然而，探尋虛冷症的成因可以得知，它可能是體質、環境、飲食生活或是穿著不當所引起。探尋引起虛冷症的發生原因，可以得知，身體負責調節血液循環的自律神經系統功能鈍化，造成身體末梢血流量減少導致。

在漢方醫學中，氣與血的失衡雖然會引起各種病態，與此同時，也會導致產生虛冷症。當患者手腳冰冷，體內血的循環會變差，形成瘀血狀態。另外，壓力也會引起自律神經紊亂，使得氣的循環變糟。如此一來，手腳等末梢的虛冷，反而會引起上半身的潮熱症狀。

因此，在更年期時，有時患者會出現虛冷與潮熱的狀態。

有效改善虛冷症的漢方藥

患者有上半身潮熱狀態時可以使用**五積散**；腰腿沉重與虛冷的患者適合**苓薑朮甘湯**；手腳冰冷導致容易產生凍瘡的人則適合**當歸四逆加吳茱萸生薑湯**；如果胃腸虛弱且有陳年的疼痛，可以使用**桂枝加苓朮湯**。

另外，若屬於與瘀血有關的虛冷症時，建議使用**加味逍遙散**或**桂枝茯苓丸**；老化或動脈硬化相關的症狀，則建議使用**八味地黃丸**；再嚴重一些，有下肢麻痺或水腫時，建議使用**牛車腎氣丸**。

有效改善虛冷症的食養生

身體處於瘀血狀態下，出現手腳冰冷時，要著重治療體內血的循環不良，此時要積極攝取能溫暖身體的食材，例如生薑、韭菜、辣椒、山椒等，這些食材可以做為調味料加在飲食中食用。

下半身虛冷、上半身潮熱狀態的人，建議攝取肉桂等能使聚積於頭部的氣往身體下方運行的食材，例如干貝、蛤蜊等貝類，豆腐與豆漿也是很好的食材。另外，平時請留意壓力，好好吃飯、睡覺、運動。

File 59 虛冷症的對治

〈虛冷症所使用的漢方藥〉

漢方藥	證	症狀特徵
四逆湯	實證	下腹部疼痛、胃痛、不安、失眠、憂鬱狀態、手腳冰冷等。
加味逍遙散	虛實間證	容易感到疲憊、不安、便祕、虛冷等。
桂枝茯苓丸	虛實間證	臉部潮紅、下腹部有抵抗感與壓痛、虛冷或潮熱等。
五積散	虛實間證	更年期障礙、腰痛、下腹部疼痛、下肢疼痛隨之而來的虛冷。
大建中湯	虛證	腹痛、腹部脹滿且足部、腰部或腹部的虛冷感。
當歸四逆加吳茱萸生薑湯	虛證	腹部軟弱、下腹部疼痛、腰痛、潮熱、凍瘡等。
半夏白朮天麻湯	虛證	腸胃虛弱、頭痛、頭痛、頭暈、起立型眩暈所伴隨而來的虛冷感。
苓薑朮甘湯	虛證	頻尿、尤其是腰部或下肢感到虛冷。
溫經湯	虛證	神經症、虛冷症、手腳潮熱、更年期障礙、角皮症等。

〈有效改善虛冷症的食材與養生法〉

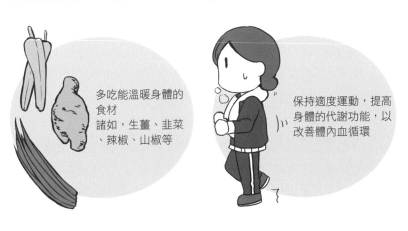

多吃能溫暖身體的食材
諸如，生薑、韭菜、辣椒、山椒等

保持適度運動，提高身體的代謝功能，以改善體內血循環

6-17 肩頸僵硬

有效改善肩頸僵硬的漢方藥

肩頸僵硬是指，含括脖子、肩膀、後背的疼痛或是僵硬感。容易導致肩頸僵硬的原因有：姿勢不良、過度使用肌肉、血液循環不良、年齡增長等。近年來，越來越多人因為長時間坐在電腦前，導致肩頸僵硬。這是因為脖子與肩膀緊繃，進而造成肌肉疲勞。

如果是肌肉緊繃所引起的肩頸僵硬，只要定期做肩部運動、休息肩膀，就能緩解症狀。如果是慢性的肩頸僵硬，目前治療是以對症療法為主，主要是服用肌肉鬆弛劑或是在患處貼上貼布，治療上也常用漢方藥。另外，肩周炎（沾黏性關節囊炎）也就是所謂的五十肩，是指肩頸僵硬的症狀，治療時也會使用漢方藥。

漢方醫學認為，肩頸僵硬起因於氣與血的停滯狀態。女性多數是因為瘀血而發生肩頸僵硬，有時會伴隨頭痛或自律神經失調症。如果肩頸僵硬，且伴隨焦躁不安，可知是體內的氣滯狀態所引起。

有效改善肩頸僵硬的漢方藥

最常用於治療肩頸僵硬的方劑是**葛根湯**，其構成葛根湯的生藥有葛根、麻黃跟芍藥，這些生藥能緩和疼痛、舒緩肌肉僵硬。但是，葛根湯比較適合有體力的人服用，如果是體力低落的人則適合**桂枝加朮附湯**。這些方劑能有效緩解因腸胃虛弱、天氣變化而惡化的肩頸僵硬，並促使氣血循環。

對於女性的肩頸僵硬，醫師一般常會建議使用**當歸芍藥散**。另外，當處於有壓力、憤怒、焦躁、精神上不安、失眠等狀態下，有時也會促使肩頸僵硬狀況更惡化。這是因為肩膀部位的氣血循環不佳所導致，因此患者可以服用**加味逍遙散**或是**大柴胡湯**來穩定自律神經，增加氣血循環。

肩周炎所引起的肩頸僵硬則可以服用**二朮湯**或**治肩背拘急方**。葛根湯中含有麻黃，高齡者服用時容易出現胃脹氣、食慾不振、下痢等副作用，需要特別留意。

有效改善肩頸僵硬的養生法

肩頸僵硬起因於瘀血的，建議溫暖身體以促進血液循環，便能讓體內的氣血達到平衡。此時，建議可以攝取蒜頭、生薑跟肉桂等食材。

如果肩頸僵硬且伴隨焦慮不安，建議食用紫蘇或薄荷等具香氣的食材或是柑橘類水果。其他只要是溫性食材，也就是具有溫暖身體效果的食材，都能有助改善肩頸僵硬的狀況。

肩頸僵硬的對治

〈肩頸僵硬可使用的漢方藥〉

漢方藥	證	症狀特徵
葛根湯	實證	上半身的神經痛、脖子後方至肩膀背後一帶的僵硬感、胃腸狀況良好、沒有下痢也不出汗等。
大柴胡湯	實證	便祕、上腹部的壓痛感、下痢、耳鳴、脖子兩側至肩膀一帶的僵硬感、疲勞感等。
桂枝茯苓丸	虛實間證	下腹部有阻滯感與壓痛感、月經異常等。
芍藥甘草湯	虛實間證	痙攣、肌肉痠痛、關節痛等。
二朮湯	虛實間證	肩頸僵硬、四十肩、五十肩、神經痛等。
治肩背拘急方	虛實間證	肩頸僵硬、背痛、肩痛等。
桂枝葛根湯	虛證	脖子後方至肩膀背後一帶的僵硬感、沒有出汗等。
桂枝加朮附湯	虛證	虛弱、虛冷症患者的神經痛、關節痛等。
桂枝加苓朮附湯	虛證	虛弱、尿量減少、水腫、關節痛、神經痛等。
當歸芍藥散	虛證	臉色蒼白、容易疲勞、虛冷症、水腫、頭重、頭暈等。

〈有效改善肩頸僵硬的食材與養生法〉

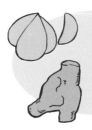

蒜頭、生薑、韭菜等能溫暖身體的食材可以促使血的循環，達到舒緩肩頸僵硬的效果

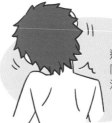

避免長時間維持同一個姿勢，多活動身體

腳氣戰爭

腳氣病現今已經非常罕見，在日本明治時代曾經流行一時。當時人們開始改吃精製過的白米，因而導致許多民眾罹患腳氣病。1878年，東京的官立腳氣醫院決定讓西醫與東洋醫學分別對腳氣病做治療實驗。醫院分成兩棟，一棟給西醫的醫生們，一棟給東洋醫學的漢方醫學醫生們，讓他們各自以自己的方式進行治療。由於當時人們還不知道導致腳氣病的主因，其實是由於身體缺乏維生素B1，而西醫對於腳氣病的研究也尚未有進展。此外，歐美人士多吃麵包，維生素B1的攝取量比吃白米的日本人還要多，因此歐美地區更是罕見腳氣病出現。

在前面治療實驗中，漢方醫學的醫生從經驗中早已得知，麥飯及紅豆飯對治療腳氣病非常有效，因此治療時，施以麥飯或紅豆湯做為治療用的飲食療法。最後，漢方醫學的治療成果卓著，西醫則以失敗收場。

這一場漢方醫學與西醫的治療實驗結果，稱為漢洋腳氣相撲，並且使得漢方醫學從此開始受到推崇。

直到日本大正時代，人們才知道，腳氣病的起因在於人體缺乏米糠等食物中富含的維生素B1所引起。

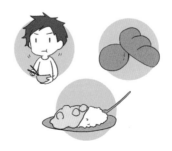

第 **7** 章

服用漢方藥時的注意事項

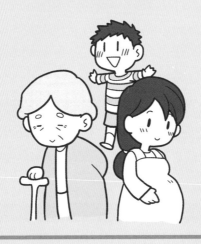

關於漢方藥的副作用

漢方藥的副作用

　　由於漢方藥是由天然的生藥製成，會讓人誤以為沒有副作用，但只要吃下不符合目前身體症狀（誤治）的漢方藥，就有可能出現新的症狀，如果吃下多種漢方藥，可能會出現不舒服的症狀，或是過敏反應，抑或是服用了漢方藥後，又合併服用西藥或營養補充品（健康食品），就會因為上述理由出現副作用。漢方醫學中有個概念叫做「瞑眩」，一般認為是症狀有所改善的好轉反應，但弔詭的是，據說就連專業醫師都很難判斷究竟是副作用還是瞑眩反應。

　　如果服用漢方藥後出現副作用，請立刻停止服用，並前往醫療院所向醫師或是藥師回報狀況。

　　漢方藥的方劑是由多種生藥搭配而成，也就是由多種成分構成的，因此即使吃了藥出現副作用，想要從中找出究竟是由哪一種生藥所引起的，並不容易。在此我要跟各位分享，我自己多年來從臨床經驗中所得知的某些特定生藥可能產生的副作用，以及在漢方藥的長久歷史中，先人們從經驗中得知的副作用。

副作用所引起的症狀

　　漢方藥的副作用最常出現在消化系統。腸胃疲弱的人，服用漢方藥後，容易出現食慾不振、胃脹氣、腹痛、下痢等與消化系統相關的症狀。另外，過敏體質的人也容易因為漢方藥而出現過敏性副作用，所以要多留意。

需要特別注意的生藥

　　最需要特別注意的生藥就是**甘草**（成分是甘草素）。

　　甘草所引起的副作用，其具體症狀有，血壓上升、浮腫、無力感、四肢痙攣等，由於多種漢方藥方劑中都有甘草這一味藥，且多與其他生藥併用，如果漢方藥方劑中甘草的量過多，就容易出現副作用。另外，要特別注意的是，甘草並不只會出現在漢方藥中，也會出現在食品當中，當作食品添加物中的甘味料使用。

　　常見含有甘草的漢方藥方劑有，葛根湯、小柴胡湯、小青龍湯、芍藥甘草湯、六君子湯等。

漢方藥的副作用

〈漢方藥的副作用〉

誤治

患者吃了不適當的漢方藥而引起不適。

真的副作用

臉部、身體的過敏反應。
心血管系統的症狀。
消化系統症狀。

瞑眩

治療過程中出現的好轉反應。

〈已知有副作用的漢方藥〉

生藥名	症狀	具體的副作用
甘草	①假性醛固酮增多症	低鉀血症、血壓上升、鈉與體液的滯留、水腫、體重增加等。
	②肌小管病變	低鉀血症的結果是出現肌小管病變。無力感、四肢痙攣、麻痺等的異常症狀，症狀出現時，要立即停止服用漢方藥。
山梔子	消化系統	食慾不振、胃部不舒服、下痢等。
地黃	消化系統	食慾不振、胃部不舒服、噁心、嘔吐、下痢等。
大黃	消化系統	食慾不振、腹痛、下痢等。
人參	過敏症	發疹子、蕁麻疹等的過敏症狀。
附子	其他	心悸亢奮、潮熱、舌頭麻痺、噁心等。
麻黃	①自律神經系統	失眠、發汗過度、脈搏快速、心悸、全身無力感、精神興奮等。
	②消化系統	食慾不振、胃部不舒服、噁心、嘔吐等。
	③泌尿系統	尿滯留。

香氣所帶來的功效

與西藥不同的是，漢方藥具有特殊的香氣。初次服用漢方藥的患者，都會驚訝散發出來的香氣，因此不難想像人們捧著藥湯卻猶豫著要不要喝下的情景。而且，組成生藥不同時，香味也不同。如果可以在服用漢方藥前，事先認識漢方藥或是生藥的香氣，可能會大大提高接受度。

然而，令人驚訝的是，漢方藥的香氣是有治療功效的，有時患者的消化功能可以因為香氣而獲得改善，或是能令人放鬆等，總之，香氣具有能改善許多種症狀的效果。服用漢方藥時，如果能好好感受湯藥所散發出來的香氣，將能使漢方藥產生最大的治療效果。我聽過一個說法是，越是適合自己目前身體狀況的漢方藥，越容易入喉。

前面提到過，本草學是漢方醫學的藥物學，書中將五味的**酸味**、**苦味**、**甘味**、**辛味**、**鹹味**分別放入五行之中，並詳細說明了五味所屬醫學上的功效詳。

舉例來說，酸味能收縮皮膚與毛細孔，讓汗水與尿液不會過度排出體外；苦味能使身體內的熱排出，促使身體將不需要的物質排洩出去；甘味是營養之本，能增強體力，緩和緊張與疼痛；辛味能促使氣的循環變好，使身體發汗以溫熱身體；鹹味能使體內的大便等塊狀物軟化並排出。

味道特殊的生藥

漢方藥的味道也是構成生藥的成分之一，生藥的甘味和苦味交雜一起後會組成複雜的味道。

如同前述，漢方藥的五味是指酸味、苦味、甘味、辛味、鹹味這五種味道，比方說，服用含有具酸味的五味子與山梔子的漢方藥時，人們常會誤以為那是腐敗的酸味。而黃連或黃柏等含有「小檗鹼」的苦味成分，具有降血壓、抗發炎與抗菌作用。

甘味的代表性生藥是甘草、大棗、膠飴等。其中，甘草最常拿來做為甘味料，是甘甜生藥的代表。甘味成分的甘草素據說比蔗糖甜上好幾倍。

生薑、細辛與山椒等是以辛味著名的生藥。經常有人說，服用具辛味的漢方藥後，口唇會出現麻痺狀態，這是正常的。

芒硝與牡蠣是鹹味生藥的代表。但是，不熟悉漢方藥的人絕對無法想像漢方藥會是鹹的。因此，在患者服用之前一定要先行告知，讓他有心理準備。

五味的功效

〈五味的各代表性生藥與漢方藥功效〉

酸味

功　效：收縮皮膚與毛細孔，使體內的汗液與尿液
　　　　不會排出過多
生　藥：五味子、山茱萸
漢方藥：小青龍湯（流鼻水）
　　　　八味地黃丸（漏尿）

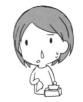

苦味

功　效：排除體內的熱，並排出體內多餘物質
生　藥：黃連、黃柏、苦參
漢方藥：黃連解毒湯（搔癢）
　　　　消風散（濕疹）

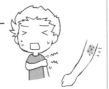

甘味

功　效：營養來源、增強體力、緩和緊張與疼痛
生　藥：甘草、大棗、膠飴
漢方藥：芍藥甘草湯（抽筋）
　　　　小建中湯（小孩身體虛弱）

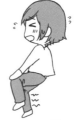

辛味

功　效：促進體內氣的循環，使身體發汗以暖和身
　　　　體
生　藥：生薑、細辛、山椒
漢方藥：當歸四逆加吳茱萸生薑湯（虛冷症）
　　　　大建中湯（因虛冷所引起的腹痛）

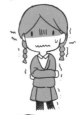

鹹味

功　效：使體內的大便等塊狀物能軟化並排出
生　藥：芒硝、牡蠣
漢方藥：桃核承氣湯（便祕）
　　　　紫根牡蠣湯（腫瘤）

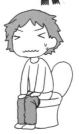

7-03 漢方藥與西藥的併用

漢方藥與西藥經常合併使用

現今，在日本採用漢方藥的醫療機構逐漸增加，擁有漢方醫學知識的醫師和藥劑師也越來越多。因此，去醫院看診，除了會拿到西藥，拿到漢方藥的機會也變多了。漢方藥與西藥併用的目的有很多種，諸如：用漢方藥來減輕服用西藥的副作用、糖尿病患者平日服用降血糖的西藥，一旦不小心感冒時則合併吃漢方藥的葛根湯、平常用漢方藥來改善體質，但氣喘發作時則合併服用西藥等等。

漢方藥與西藥合併使用時，可能出現的問題

當漢方藥與西藥合併使用，如是由同一位醫師所開立的處方，醫師會相當清楚狀況，但如果兩種藥分別由兩位醫師開立，病患要讓兩方醫師都清楚目前是兩藥合併服用的狀況，以事先確認合併服用漢方藥與西藥的風險。通常，醫療用漢方藥製劑會附上「服用時的注意事項」，其中的「相互作用」項目中會記載「**併用禁忌**」與「**併用注意**」的內容，患者本身在服用前務必詳細閱讀清楚。

例如，小柴胡湯的「併用禁忌」是干擾素。小柴胡湯與干擾素都是用來改善肝臟功能障礙的藥劑。干擾素的副作用是間質性肺炎，如兩種藥合併服用，可能會增加間質性肺炎發生的機率，嚴重時更可能會危及性命。

另外，西藥甘草酸（Glycyron）的成分是生藥甘草中的甘草素（glycyrrhizin），而小柴胡湯的組成中有甘草這一味生藥，因此也會列為「併用注意」。

麻黃的成分是麻黃鹼，西藥中也有一款含有麻黃鹼的製劑，因此兩者也是「併用注意」。

如上所述，漢方藥中所含有的生藥成分可能在西藥中也有，所以合併服用時要特別注意。一旦吃下過多的甘草素或是麻黃鹼，可能出現血壓上升、水腫、四肢倦怠感、失眠、心悸、過度發汗的副作用。

Point

〈減輕化學療法藥劑副作用的漢方藥〉

●Irinotecan所引起的下痢症狀，可用半夏瀉心湯來緩解。
●要減輕與防止Paclitaxel、Oxaliplatin等所引起的末梢神經障礙、麻痺等副作用，可以服用牛車腎氣丸、芍藥甘草湯、附子末。
●漢方藥不單只能用來減輕癌症化學療法藥劑的副作用，手術後體力低落、放射線治療後免疫機能低落時，也可以服用十全大補湯或補中益氣湯。

漢方藥與西藥的合併使用

〈含有生藥成分的西藥〉

生藥名	成分	西藥
麻黃	麻黃鹼	Neodrin、Ephedrine（氣管擴張劑）。
櫻皮	櫻皮萃取液	Protin（鎮咳藥）。
黃柏、黃連	小檗鹼	Kyoberin、Phelloberin（止瀉藥）。
甘草	甘草素	Glycyron、Stronger Neo Minophagen C（肝臟疾患治療藥）。
細茶	咖啡因	咖啡因末、無水咖啡因（精神刺激藥）。

〈麻黃由來成分的重複〉

利用單一成分
西藥成分：麻黃鹼

植物・麻黃

利用複合成分
生藥：麻黃

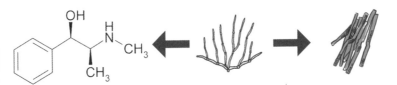

麻黃製劑

・鎮咳作用
・呼吸系統疾病

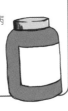

麻杏甘石湯

・鎮咳作用
・呼吸系統疾病

薏苡仁湯

・止痛作用
・關節疾患

麻黃製劑及咖啡因會在藥檢中出現反應，因此運動選手在正式比賽前要避免服用相關藥劑。

7-04 漢方藥間的合併使用

複數的生藥與分量

合併服用漢方藥的方法有兩種。一種是具有相似藥效的漢方藥併用（例：補中益氣湯與六君子湯同是用來改善消化功能），另一種是完全不同藥效的漢方藥併用（例：改善消化功能的六君子湯與治療腰痛的八味地黃丸）。

同時服用複數的漢方藥時，要先確認方劑的構成生藥，再來看是否有重覆的生藥在內，特別需要注意是否有**麻黃**與**甘草**。甘草很常出現在多數的漢方藥中，是很容易重複服用的生藥之一。單一漢方藥中的甘草量不會出現問題，一旦與其他藥併用，就可能過量，容易發生副作用。

基本漢方藥與加味漢方藥

有時，漢方醫師會因為患者的個別症狀而在原本的基本方劑中再加入符合患者需要的生藥，以因應患者的症狀。舉例來說，桂枝湯中加入具有鎮定效果的龍骨，然後再加入牡蠣成為桂枝加龍骨牡蠣湯。另外，如果因為腰痛正在服用八味地黃丸的患者，還有手足麻痺的症狀而同時服用牛車腎氣丸時就要特別注意。因為牛車腎氣丸是以八味地黃丸為基本方劑，另外再加入牛膝與車前子而成。如果這兩種漢方藥方劑一起服用的話，會造成過量攝取八味地黃丸。

合方漢方藥

合方的漢方藥是指將兩種漢方藥的方劑合在一起成為一個方劑的意思。舉例來說，柴苓湯是小柴胡湯與五苓散的合方。如果已經在服用小柴胡湯的人又服用了柴苓湯，就重複吃了小柴胡湯。如果能從漢方藥的名稱看出來是不是合方就沒問題，比方說，茯苓飲合半夏厚朴湯或是豬苓湯合四物湯等。但大多數的合方漢方藥並無法從名稱看出來。

容易看出的合方漢方藥：茯苓飲合半夏厚朴湯、豬苓湯合四物湯。
不容易分辨的合方漢方藥：連珠飲（四物湯＋苓桂朮甘湯）、溫清飲（黃連解毒湯＋四物湯）、胃苓湯（平胃散＋五苓散）、柴胡桂枝湯（小柴胡湯＋桂枝湯）、柴苓湯（小柴胡湯＋五苓散）、柴朴湯（小柴胡湯＋半夏厚朴湯）。

漢方藥間的合併使用

〈要注意含有甘草的漢方藥間的併用〉

桂枝湯

構成生藥（桂皮、芍藥、大棗、甘草、生薑）

含有甘草 2 公克

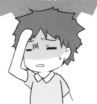

加總起來有 4 公克，太危險

桂枝加龍骨牡蠣湯

構成生藥（桂皮、芍藥、大棗、牡蠣、龍骨、甘草、生薑）

含有甘草 2 公克

〈一般醫藥品中，以漢方藥為主，卻因為商品名而無法分辨者〉

在日本藥妝店或藥房販售的一般用醫藥品之中，有些明明是漢方藥藥劑，卻無法從商品名稱分辨，以下稍稍列舉幾項供參考。

漢方藥	主要商品名稱
葛根湯	カコナール2（Cakonal2）（第一三共health care）。
防風通聖散	コッコアポA錠（KokkoapoA錠）（Kracie製藥－Kracie藥品）、ナイシトールG（NaishitoruG）（小林製藥）。
安中散	タケダ漢方胃腸薬A（Takeda漢方胃腸藥A）（武田藥品工業）。
安中散加茯苓	太田漢方胃腸薬II（太田胃散）。
八味地黃丸	ハルンケア内服液（Harncare Drink）（大鵬藥品工業）。
五淋散	ボーコレン（Boukoren）（小林製藥）。
辛夷清肺湯	チクナイン（Chikunain）（小林製藥）。
清上防風湯	ストレージタイプSA（Storage Type-SA）（Tsumura & Co.－武田藥品工業）。
清心蓮子飲	ユリナール（Yurinaru）（panakeia-pharm Co.－小林製藥）。
半夏厚朴湯	ストレージタイプH（Storage Type-H）（Tsumura & Co.－武田藥品工業）。
防己黃耆湯	コッコアポL錠（KokkoapoL錠）（Kracie製藥－Kracie藥品）。
連珠飲	ルビーナ（Rubina）（武田藥品工業）。

7-**05** 由食品與漢方藥所構成的生藥

與食品的基原（正確的中藥材品種與來源）相同的生藥

日常生活中，做為食品食用的食物之中，有些也是構成漢方藥成分的生藥，也就是兩者的來源是相同的。因此雖然漢方藥屬於醫藥品，但與食品一起服用，基本上會出現問題的可能性非常低。

但假設有名患者因為感冒而服用葛根湯，同時患者因為寒氣而感到寒冷，為了暖和身體煮了生薑湯喝。這麼一來，患者就喝下了過多的生薑。因生薑原本就屬於葛根湯的構成成分，將使得葛根湯的藥物成分變得不平衡。另外，葛根湯的另一個構成成分是甘草，有不少食品的組成成分中也含有甘草。但是服用過多的甘草容易出現副作用，所以在服用含有甘草的漢方藥時，要避免再攝取含有甘草成分的食品比較安全。

食物過敏

正如同漢方醫學「**醫食同源**」的觀念一般，漢方醫學將食物同等視為生藥，而生藥中也可能含有產生食物過敏的種類。因此，如果已經確認自己會對某些食物過敏，服用漢方藥時要特別注意。

日本的食品衛生法中，明確記載了廠商有標示過敏物質的義務與獎勵。另外，西藥的服用說明中也會提醒患者留意服藥時的飲食中是否含牛奶、雞蛋、動物膠（Gelatin）等等。遺憾的是，目前唯獨漢方藥還沒有特別提醒。

食用部位與藥用部位

桃子的果肉是食用部位，種子則是藥用部位，生藥名稱為桃仁。牡蠣做為生藥使用時，是使用牡蠣殼，所以，即使桃子或牡蠣容易引起食物過敏，卻會因為使用的藥用部位不同，引起食物過敏的可能性也不一樣。

另外，小麥、山藥、動物膠與芝麻等則是食用部位與藥用部位相同，因此如果患者對以上食物有過敏反應，應該要避免服用含有這些生藥的漢方藥。

食品名稱	生藥名稱	
小麥	小麥	甘麥大棗湯
芝麻	胡麻	消風散

食品名稱	生藥名稱	
山藥	山藥	八味地黃丸
阿膠	阿膠	溫經湯

食物與漢方藥

〈過敏物質的標示〉

西藥

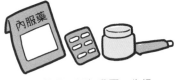

內服藥

會記載是否添加雞蛋、牛奶、
動物膠等

漢方藥

漢方藥

毫無記載

〈食用部位與藥用部位〉

食物

果肉

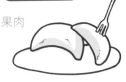

桃子

生藥

種子

桃仁

身

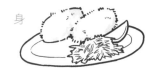

牡蠣

殼

牡蠣

因為使用部位不同，所以含有這些生藥成分的漢方藥引起過敏的可能性極低

〈食物過敏時，需要特別注意的生藥〉

小麥

具有緩和、滋養、鎮
靜、緩和緊張等作用

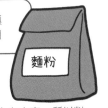

麵粉

「甘麥大棗湯」中含有小麥，所以對
小麥過敏的人要特別小心。

胡麻

具有潤腸與滋潤肌膚的功
效，常用於治療便祕、腰痛
與皮膚的突起物上

「消風散」與「紫雲膏」中含有胡麻，
所以對胡麻過敏的人要特別留意。

7-06 幼兒服用漢方藥時

使用於幼兒的漢方藥

用漢方來治療幼兒的虛弱體質、過敏體質、發育不良等非常有效。實際上，中國宋朝時，有一本小兒專門醫書稱為《小兒藥證直訣》。另外，中國明朝的醫書《薛氏醫案》中提到，抑肝散治療小兒夜啼極有療效。書中並記載治療時，不單只是幼兒服用，連母親也要一同服用。

另外，孩子一感冒就氣喘、身體出現濕疹時，則是以五苓散、麻杏甘石湯、黃耆建中湯治療最有效。如果合併有扁桃腺腫大則可以從小柴胡湯、柴胡桂枝湯、柴胡清肝湯中擇一服用。

若是一感冒就容易出現過敏體質的孩子，則建議投予麻杏甘石湯、小青龍湯、小柴胡湯、柴朴湯等。

看來面有菜色、不太出聲的孩子，以及看來長得高壯卻一身贅肉的孩子，很有可能屬於虛弱體質，建議使用小建中湯或是黃耆建中湯。

另外，腸胃虛弱的孩子也建議服用小建中湯、人參湯、補中益氣湯。

有身心症、夜啼症、癲癇的孩子，建議使用抑肝散、甘麥大棗湯。

除此之外，漢方醫學認為，幼兒體內處理水分代謝的臟器功能尚未發展成熟，所以體內容易有多餘水分。舉例來說，幼兒常會想要喝果汁，但又常出現嘔吐與下痢，並抱怨有想吐、頭痛等症狀。此時，就要使用能改善水分滯留狀態的五苓散或是苓桂朮甘湯。

幼兒服用漢方藥時的注意事項

一般來說，有些漢方藥使用經驗少，因此使用在幼兒身上的安全性尚未確立，所以有些漢方藥方劑使用時要特別注意。然而，實際上，多數漢方藥只要是符合病症（對症）使用，漢方治療對孩子來說就非常有效。

最重要的是，正確選擇對證的漢方藥。

希望家長給孩子使用漢方治療是，務必注意會引起孩子過敏的物質，尤其是含有過敏原的生藥一定要特別留意。

漢方藥的服用方法

〈幼兒的服用量〉

一般用漢方處方的標準

・15歲以上屬於成人。
・7歲以上，15歲以下為成人的2/3量。
・4歲以上，7歲以下為成人的1/2量。
・2歲以上，4歲以下為成人的1/3量。
・未滿2歲不可服用。

醫療用漢方藥製劑附加的說明書

・依據年齡、體重、症狀做適當的加減。

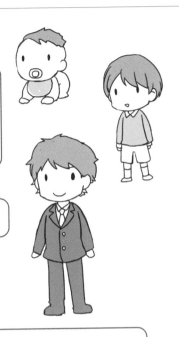

〈幼兒的服用方法〉

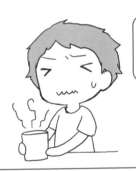

嬰幼兒期的孩子會排斥漢方藥特殊的味道與氣味，也可能不願意服用。

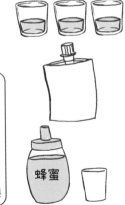

蜂蜜

・可增加服用次數，減少每次服用量
・夏天時可考慮將漢方藥製成冰沙，冬天時則製成果凍讓孩子服用
・如果孩子滿一歲，可在漢方藥中加入蜂蜜
・如果要在漢方藥中混入孩子喜歡的食物，務必在服藥前加入
・使用漢方藥專用的果凍餵藥粉
・用少量的溫水混合漢方藥後，塗在孩子的上顎
　　　　　　可以試著使用以上的方法讓孩子服藥

7-07 高齡者服用漢方藥時

有些高齡者因為老化而出現諸多症狀，或是已經罹患多種疾病而正在服用許多種西藥。高齡者由於代謝功能低落，容易出現服藥後的副作用，因此在服用量上要特別注意。

建議剛開始服用漢方藥時，先少量服用，然後觀察漢方藥的療效與是否有副作用出現，之後再調節服用量。如果喝的是煎劑，則不需擔心嗆到氣管的問題，其他如科學中藥、丸劑、錠劑就要小心不要哽到喉嚨。如果很在意粉末渣渣可能會卡到牙齒或是假牙，可以使用果凍餵藥粉。

基本上，對高齡者投予漢方藥，多是基於補足因為年齡增長而逐漸喪失的身心能量及試著溫暖高齡者的身體與促進體內水分代謝。

為了補充能量，經常使用的漢方藥有補中益氣湯，特別是患者出現腸胃虛弱症狀或是有憂鬱症狀的時候使用最有效。補中益氣湯做為養生藥，經常適用於病後或是手術過後的病人身上，以幫助患者恢復體力。除了補中益氣湯，四君子湯也是一個選項。

另外，八味地黃丸是暖和身體的代表漢方藥，對於內臟功能低落的腎虛症狀極為有效。但八味地黃丸內含有地黃成分，容易為腸胃帶來負擔，因此，腸胃虛弱的人要小心服用。如果是要補充體內不足的水分，則建議使用六味地黃丸，六味地黃丸對於有排尿困難、有殘尿感、感到疲勞、容易口渴都有療效。

高齡者服藥時，需注意含有**麻黃**成分的漢方藥。因為麻黃所含有的麻黃鹼具有提神效果，但服用後可能會出現的副作用有失眠、出汗、心悸與無力感。其他還有食慾不振、想吐、排尿障礙。尤其是體力虛弱的高齡者非常容易出現以上副作用，服用時要特別留意。另外，若本身就有心血管疾病，要留意漢方藥中是否含有**附子**。服用含有**大黃**的漢方藥後，可能會出現下痢、食慾不振與腹痛的狀況。

漢　方

File 67　高齡者與漢方藥

〈高齡者需要注意的事項〉

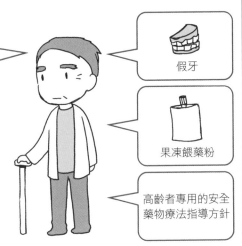

經口投藥　經管投藥　肛門投藥

假牙

果凍餵藥粉

高齡者專用的安全藥物療法指導方針

- 因為高齡者多會一次罹患多種疾病，所以要特別確認漢方藥與西藥合併用藥的狀況。
- 如果患者裝有假牙，請留意藥粉卡進假牙中，服藥前先用一點溫水混勻藥粉後再服用。
- 正在服用降血壓藥物的高齡者，請務必要小心含有甘草或麻黃成分的漢方藥。

〈適合高齡者的漢方藥〉

漢方藥	針對症狀
抑肝散	改善阿茲海默症、路易氏體失智症（Dementia with Lewy Bodies，DLB）、腦血管性失智症所伴隨而來的行為・改善心理症狀、改善日常生活動作、改善家人照護負擔感。
釣藤散	改善腦血管性失智症患者的認知功能、日常生活動作。
麥門冬湯	緩解慢性阻塞性肺病(COPD)患者所產生的慢性咳嗽。
半夏厚朴湯	改善腦中風患者會出現的吞嚥反射、咳嗽反射、帕金森氏症患者的吞嚥反射。
大建中湯	改善腦中風患者的慢性便祕、預防與治療手術後腸閉鎖症狀。
麻子仁丸	改善慢性便祕與排便困難、減少浣腸等使用次數。
六君子湯	增進食慾、有效改善消化不良、慢性胃炎等。
麻黃湯	流感感染症。
補中益氣湯	改善慢性阻塞性肺病患者的發炎指標與營養狀態。

5　學習養生、漢方醫學的知識

6　從症狀別來看漢方醫學

7　服用漢方藥時的注意事項

附錄

7-08 孕婦服用漢方藥時

孕婦服用漢方藥時的注意事項

不少人擔心懷孕期間，服用西藥會對胎兒產生影響而改服用漢方藥。一般以為漢方藥副作用較小，事實上，對於孕婦的安全性，目前仍尚未得到確認。因此，如果孕婦想要服用漢方藥，請事先諮詢醫師或藥師。

首先，如果在懷孕前就已經服用漢方藥，由於懷孕會使孕婦體質產生變化，因此建議先停藥，諮詢過主治醫師後再決定是否繼續服用。即使是漢方藥，某些生藥可能會造成流產或是早產，或是對胎兒產生危險性，因此，務必要事先查詢服用的藥物與孕婦禁忌的藥物知識。現在，一般所使用的漢方藥之中，並不含有懷孕時的禁忌生藥。然而，如果是含有大黃、芒硝、桃仁、牡丹皮、牛膝、蘇木、薏苡仁等生藥成分的漢方藥就是孕婦禁忌藥物，屬於必須慎重使用的藥物，服用時要特別留意。另外，由於附子很容易產生副作用，孕婦要盡量避免服用。

孕期中如果要服用漢方藥，選擇具有安胎效果的漢方藥比較好。生藥之中，諸如，杜仲、人參、白朮、艾葉、陳皮、黃耆、香附子等。漢方藥，則是**當歸散、當歸芍藥散、芎歸膠艾湯**等比較適合。其中，當歸芍藥散能防止流產、早產，同時也具有抑制妊娠貧血或妊娠誘發高血壓（PIH）等的併發症。

另外，懷孕中女性容易處於「虛證」狀態，所以，服用適合實證的生藥或漢方藥時，一定要特別小心。務必要避免過度發汗或排尿。

懷孕期適合的漢方藥

感冒的症狀，諸如，頭痛時適合服用香蘇飲、咳嗽或流鼻水時適合服用參蘇飲。葛根湯或麻黃湯屬於發汗劑，一定要避免服用。

孕婦很容易有便祕症狀，此時可以短期服用桂枝加芍藥湯或是小建中湯。含有大黃等瀉下劑的漢方藥則務必避免。

如果孕婦因孕吐惡化產生妊娠劇吐症，建議可以服用有抑制嘔吐的小半夏加茯苓湯或半夏厚朴湯。此時需要注意的是，半要避免長時間服用半夏。除此之外，人參湯與六君子湯也很有效。

Point

〈不孕症治療時可使用的漢方藥〉

●有些孕婦會因為不孕服用漢方藥，一旦懷孕後，請暫時停止服用該漢方藥。

File 68　孕婦的注意事項

〈孕婦要注意〉

醫療用漢方藥製劑所附上的說明書

孕婦在妊娠期間的投藥安全性目前仍尚未確立，因此，對於孕婦或是可能懷孕患者的投藥，必須要經過「治療上的有益性要高於危險性」的判斷後才給予投藥。

生藥也是具有導致孕婦流產或早產的危險性，有可能也會出現副作用。

〈應該注意的慎重用藥與禁忌用藥〉

慎重用藥

可能因為患者症狀而開立的漢方藥，希望盡量避免給孕婦服用。

禁忌用藥

絕大多數是動物性生藥或是礦物性生藥，科學中藥中幾乎不會含有。

	生藥	作用
慎重用藥	紅花	促使子宮筋膜緊張、袪除瘀血、鎮痛。
	牛膝	增強子宮收縮、通經、袪除瘀血、利水、強精。
	大黃	促使子宮收縮、下腹部充血、消炎、瀉下劑。
	桃仁	消炎、鎮痛、袪除瘀血。
	芒硝	瀉下、利尿。
	牡丹皮	消炎、袪除瘀血、促使子宮內膜充血。
	薏苡仁	促使子宮興奮、利尿、消炎、排膿、鎮痛。
	附子	興奮、強心、鎮痛、利尿。
	巴豆	消腫、通便、瀉藥、通經。
禁忌用藥	大戟	瀉藥、解毒、利尿、殺蟲、通經、消腫。
	商陸	利尿、消腫、驅水。
	水蛭	袪除瘀血、通經、解毒、利尿。
	虻蟲	袪除瘀血、通經、墮胎。

Column

在日本學習漢方須知

■ 關於漢方的資格

在中國，不只有西醫醫師資格，也有中醫醫師的資格，另外還有中西醫結合的醫師資格共三種。

然而，在日本卻沒有漢方醫學醫師與藥劑師的國家資格。因此，漢方醫學的專科醫師與藥劑師都必須擁有西醫的國家資格。

與漢方醫學相關的國家資格，目前有針灸師、艾灸師、按摩指壓師、柔道整復師等。

而漢方藥局的開業人員，並不具備漢方專科資格，但一定要擁有西醫的藥劑師資格。因此，就算不具備漢方醫學知識，只要是藥劑師就能販售漢方藥。但每位藥劑師當然都具備一定程度的漢方醫學知識，才有辦法賣漢方藥給患者。

■ 如果想要成為漢方醫學的專家

現在日本大學之中，無論是醫學系還是藥學系，漢方醫學相關課程都屬於必修課程。因此，如果想要學漢方醫學，只要以醫學系或藥學系為入學志願即可。

另外還有個方法就是以成為漢方藥・生藥認可的藥劑師為入學志願。也就是說，學習漢方藥或生藥相關專業知識後，再取得具有漢方藥能力的藥劑師資格。日本藥劑師研究中心與日本生藥學會相互聯盟，如果想要取得資格，只要參加兩個機構所開設的「漢方藥・生藥研修會」課程，再經過考試合格即可。要注意的是，這項資格的有效年限是三年，每三年要更新一次，所以必須參加漢方藥・生藥相關的研修課程，從中取得學分。

想要快速取得資格，可在漢方藥局工作，以累積實際經驗。從實際與多數患者接觸中，邊學得知識是個不錯的方法。如果是與醫師相關的資格，則東洋醫學會有自己一套專科醫師制度在運行。

■ 若一般人想要學習漢方醫學

如果是一般人想要加強漢方醫學的知識，可以參加漢方藥局或是漢方製藥公司所舉辦的讀書會或是研習會。當然也有針對初學者的研習會可以選擇。另外，雖然由漢方診療科系的大學或協會舉辦的研習會多以醫師或學生為對象，但有時一般人也可以參加。

Column

〈與漢方醫學相關的日本國家資格〉

針灸師 艾灸師	統稱為鍼灸師，指具有針灸師與艾灸師兩種國家資格的技術師。雖然針灸與艾灸是不同資格，但兩者的共通基本概念都是本著對穴道加以刺激，而技術上也多有共通點，所以可同時申請國家考試。 【工作地點】鍼灸治療院、醫院（整型外科、復建科）、自行開業、運動中心、照護安養中心等。
按摩 指壓師	通稱為按摩師，指施行按摩、指壓等技術者。藉由揉按等手法以舒緩肌肉緊繃或改善內臟功能來療癒患者。不借助特殊道具，單只用手來進行治療。 【工作地點】鍼灸按摩院、醫院（整型外科、復建科）、自行開業、運動中心、照護安養中心、休閒設施等。
柔道整復師	也就是整骨院的醫師。藉由閉鎖性治療等的獨特手法，整復、固定與療養身體。針對運動所引起的傷害、碰撞、扭傷、骨折、脫臼等，不以外科手術或藥劑為治療方針，而是以整復手法使傷處復原。 【工作地點】接骨院、整骨院、醫院（整型外科、復建科）、自行開業、運動中心、照護安養中心、教師等。

〈與漢方醫學相關的民間資格〉

國際中醫師	受中國政府委託所做「世界中醫學會聯合會」認定的國家資格。但是，此資格與日本醫師認證不同，具備這個資格者仍不得有醫療行為。
漢方養生指導師 （漢方stylist）	由「日本漢方養生學協會」所認定的民間資格。可為患者提供符合體質或症狀的養生建議。
漢方臨床指導師	由「日本漢方養生學協會」所認定的民間資格。可為患者提供改善症狀、預防或生病預後的養生建議。
中國漢方生活 建議師	由「日本能力開發推進協會」所認定的民間資格。具備漢方的基礎知識或漢方藥的知識，能提供將漢方醫學運用於生活中的建議。
國際藥膳士	由「中國藥膳研究會」所認定的民間資格。具備中醫學的基礎理論，能調配食譜。
藥膳建議師	由「日本中醫食養學會」所認定的民間資格。具備藥膳基礎知識的人。
中醫學藥膳指導員	由「日本中醫食養學會」所認定的民間資格。具備中醫學的基礎知識，能基於營養學、藥膳學調配食譜。
中醫藥膳調理師	由「日本中醫食養學會」所認定的民間資格。具有調理師資格，能依據藥膳學調配食譜。
藥膳講師	由「日本能力開發推進協會」所認定的民間資格。具有中醫學知識與藥膳知識。

附錄 1 代表性生藥一覽表

名稱	基原	
	藥用部位	功效
阿膠	驢 *Equus asinus*（馬科）	
	將去了毛的皮、骨、肌腱、韌帶以水加熱，除去脂肪，濃縮乾燥製成。	具有滋養作用，用於患者出血或體力低落時。
延胡索	*Corydalis turtschaninovii* Besser forma *yanhusuo Y.H.* Chou et C.C. Hsu（罌粟科）	
	將塊莖過水後的乾燥品。	使用於胃痛或血行障礙所引起的疼痛。
黃耆	黃花黃耆 *Astragalus membranaceus* Bunge 或是 *Astragalus mongholicus* Bunge（豆科）	
	乾燥的根部。	體力或免疫力低落、發汗過多、高血壓、皮膚疾病時使用。
黃芩	黃金花 *Scutellaria baicalnsis* Geprgi（唇形科）	
	根部除去外皮後加以乾燥製成。	使用於腸胃發炎或消化不良。
黃柏	*Phellodendron amurense* Ruprecht 或 *Phellodendron chinense* Schnieder（芸香科）	
	樹皮除去外皮後加以乾燥製成。	除了具有建胃整腸作用，也用於身體的發炎或潮熱、發癢、高血壓等。
黃連	*Coptis Japonica* Makino, Coptis *chinensis* Franchet, *Coptis deltoids* C.Y. Cheng et Hsiao 或 *Copits teeta* Wallich（毛茛科）	
	去除根部後，根莖的乾燥品。	除了具有建胃整腸作用，也用於身體的發炎或潮熱、發癢、高血壓、出血等。
人參	*Panax ginseng* C.A. Meyer（*Panax schinseng* Nees）（五加科）	
	除去細根後的根部或是再經過川燙後乾燥而成。	具有滋養身體的強壯作用，用於體力或免疫力低落、食慾不振時。
葛根	Pueraria lobata Ohwi	
	除去根部週邊的皮後乾燥而成。	使用於惡寒、頭痛、項背疼痛或是肩頸僵硬、肌肉疼痛等。

名稱	基原	
	藥用部位	功效
栝樓根	*Trichosanthes kirilowii* Maximowicz，黃烏瓜*Trichosanthes kirilowii* Maximowicz var. *japonica* Kitamura，或者大烏瓜*Trichosanthes bracteata* Voigt（葫蘆科）	
	去除根的外皮後乾燥製成。	用於身體有乾燥或發炎症狀。
乾薑	Zingiber officinale Roscoe（薑科）	
	川燙根莖再經過蒸煮後，加以乾燥完成。	能溫暖身體，用於因虛冷而產生的下痢、想吐或是疼痛症狀。
附甘草	*Glycyrrhiza uralensis* Fischer 或者*Glycyrrhiza glabra* L.（豆科）	
	根與莖的部位，有時候會去除表皮，再經過乾燥製成。	具有滋養與健胃的作用，用於腹部疼痛與肌肉緊繃時。
桔梗	*Platycodon grandiflorus* A. De Candolle（桔梗科）	
	乾燥的根部。	用於咽喉疼痛、痰、咳嗽，以及患部的發炎。
菊花	*Chrysanthemum morifolium* Ramatulle 或是島寒菊*Chrysanthemum indicum* L.（菊科）	
	乾燥後的頭狀花序。	用於頭暈、視力障礙與頭痛等。
枳實	苦橙*Citrus aurantium* L. var. *daidai* Makino、*Citrus aurantium* L.或是夏蜜柑Citrus natsudaidai Hayata（芸香科柑橘屬）	
	將尚未成熟的果實直接乾燥或是剖半後加以乾燥而成。	用於胸脇部或是腹部有飽脹感或疼痛時。
杏仁	甜杏仁*Prunus armeniaca* L.或是苦杏仁*Prunus armeniaca* L. var. ansu Maximowicz或是山杏*prunus sibirica* L.（薔薇科）	
	乾燥的種子。	使用於咳嗽、水腫、便祕時。
荊芥	*Schizonepeta tenuifolia* Briquet（紫蘇科）	
	乾燥的花穗。	用於惡寒、發熱、頭痛等感冒症狀或是皮膚的炎症。
桂皮	*Cinnamomum cassia* Blume（樟科）	
	樹皮或是去除外皮後加以乾燥製成。	用於惡寒、虛冷、疼痛、潮熱、搔癢時。
香附子	Cyperus rotundus L.（莎草科）	
	乾燥後的根莖。	使用於腸胃功能低落，或是腹痛、疼痛、不安時。

名稱	基原	
	藥用部位	功效
梗米 	*Oryza* sativa L.（稻科）	
	乾燥後的穎果。	具有滋養作用，用於口渴或下痢時。
厚朴 	*Magnolia obovata* Thunb.（Magnolia hypoleuca Siebld et Zucc.），*Magnolia officinalis* Rehder et Wilson 或是*Magnolia officinalis* Rehder et Wilson var. biloba Rehder et Wilson（木蘭科）	
	乾燥的樹皮。	用於胸腹部不舒服或有脹滿感、疼痛時。
吳茱萸 	*Euodia ruticarpa* Hooker filius et Thomson（Evodia rutaecarpa Bentham）,*Euodia officinails* Dode（Evodia officinails Dode）或者*Euodia bodinieri* Dode（Evodia bodinieri Dode）（柑橘科）	
	乾燥的果實。	用於因為虛冷所引起的嘔吐、頭痛、月經痛等。
牛蒡子 	*Arctium lappa* L.（菊科）	
	乾燥的果實。	用於扁桃腺炎、咳嗽、濕疹等。
胡麻 	*Sesamum indicum* L.（胡麻科）	
	乾燥的種子。	用於皮膚乾燥或便祕等。
五味子 	朝鮮五味子*Schisandra chinensis* Baillon（五味子科）	
	乾燥的果實。	有滋潤作用，用於因為乾燥所引起的咽喉疼痛或咳嗽等。
柴胡 	三島柴胡Bupleurum falcatum L.（繖形科）	
	乾燥的根部。	有提高免疫力的作用，用於胸腹部有不舒服或各種發炎症狀與微發燒時。
細辛 	薄葉細辛*Asiasarum sieboldii* F. Maekawa或者雞林細辛*Asiasarum heterotropooides* F. Maekawa var. mandshuricum F. Maekawa（馬兜鈴科）	
	乾燥後的根以及根莖。	用於因為虛冷所引起的腹部疼痛、咳嗽、鼻炎等。
細茶 	茶樹*Camellia sinensis* Kuntze（山茶科）	
	乾燥的葉子，經常是乾燥的樹枝前端。	有利尿作用，用於眼睛疲勞或頭痛時。

名稱	基原	
	藥用部位	功效
山楂子	山楂子*Crataegus cuneata* Siebold et Zuccarini 或是大山楂子*Crataegus pinnatifida* Bunge var. major N. E. Brown（薔薇科）	
	乾燥的偽果或是乾燥的縱切或橫切的偽果。	有健胃作用，用於消化不良、下痢時。
山梔子	山黃梔Gardenia jasminoides Ellis（茜草科）	
	用熱水川燙過或是蒸煮過的果實，並加以乾燥製成。	有鎮靜與消炎作用，用於皮膚的發炎症狀。
山茱萸	*Cornus officinalis* Siebold et Zuccarini（山茱萸科）	
	將偽果的果肉加以乾燥製成。	有滋養強壯作用，用於腰部疲累或疼痛時。
山椒	*Zanthoxylum piperitum* De Candolle（芸香科）	
	使用成熟的果皮。與果皮分離的種子後，加以乾燥製成。	有健胃整腸作用，用於因為虛冷而引起的腹痛或便祕時。
酸棗仁	冬棗*Ziziphus jujuba* Mill. var. spinosa Hu ex H. F. Chou（鼠李科）	
	乾燥的種子。	有鎮靜作用，用於失眠時。
山藥	山芋Dioscorea japonica Thunb.或者長芋Dioscorea batatas Decaisne（薯蕷科）	
	將除去表皮的根莖加以乾燥後製成。	有滋養強壯作用，用於消化不良或體力低落時。
地黃（熟地黃）	赤矢地黃*Rehmannia glutinosa* Liboschitz var. *purpurea* Makino或者*Rehmannia glutinosa* Liboschitz (玄參科)	
	根（乾地黃）或是將根蒸煮後加以乾燥製成（熟地黃）。	有滋養強壯作用，用於體力低落或貧血時。
紫蘇葉	*Perilla frutescens* Britton var. crispa W. Deane（唇形科）	
	乾燥後的葉子以及樹枝前端。	有鎮靜以及健胃作用，用於咽喉或是胸腹部不適感。
芍藥	芍藥*Paeonia lactiflora* Pall.（芍藥科）	
	乾燥的根部。	用於肌肉疼痛或痙攣時。
車前子	Plantago asiatica L.（車前草科）	
	乾燥的種子。	有消炎利尿作用，用於發炎症狀或水腫時。

名稱	基原	
	藥用部位	功效
生薑	生薑Zingiber officinale Roscoe（薑科）	
	屬於根莖部位，除去外皮後乾燥製成。	有健胃作用，用於因為虛冷所引起的腹部疼痛或嘔吐時。
升麻	更科升麻Cimicifuga simplex Turczaninow, Cimicifuga dahurica Maximmowicz, Cimicifuga foetida L.或者Cimicifuga heracleifolia Komarov（毛茛科）	
	乾燥的根莖。	有消炎作用，用於因身體虛弱而引起內臟下垂時。
辛夷	柳葉木蘭Magnolia salicifolia Maximowicz, 辛夷Magnolia kobus De Candolle,Magnolia biondii Pampanini, Magnolia sprengeri Pampanini或者白木蓮Magnolia heptapeta Dandy(Magnolia denudata Desrousseaux)（木蘭科）	
	將花苞加以乾燥製成。	用於打噴嚏、鼻炎、鼻塞時。
石膏	礦物性生藥	
	天然的含水硫酸鈣（$CaSO_4 \cdot 2H_2O$）。	有消炎作用，用於口渴或潮熱時。
川芎	川芎Cnidium officinale Makino（繖形科）	
	將根莖經過川燙後乾燥製成。	用於因虛冷引起的頭痛、鼻塞、肌肉緊繃時。
蒼朮	蒼朮Atractylodes lancea De. Candolle或者Atractylodes chinensis Koidzumi或者是上述的雜種（菊科）	
	乾燥後的根莖。	有健胃作用，用於水腫或患部腫脹。
大黃	Rheum palmatum L., Rheum tanguticum Maximowicz, Rheum officinale Baillon, Rheum coreanum Nakai 或者是上述的種間雜種（蓼科）	
	一般是乾燥的根莖。	有消炎或整腸作用，用於便祕等時。
大棗	Ziziphus jujuba Miller var. inermis Rehder（鼠李科）	
	乾燥的果實。	有滋養健胃作用，用於疲勞或腹痛時。
澤瀉	東方澤瀉Alisma orientale Juzepczuk（澤瀉科）	
	屬於塊莖，一般是除去外皮後加以乾燥製成。	有利尿作用，用於水腫或頭暈時。

名稱	基原	
	藥用部位	功效
釣藤鉤	鉤藤*Uncaria rhynchophylla* Miquel, *Uncaria sinensis* Haviland或者*Uncaria macrophylla* Wallich（茜草科）	
	帶鉤，有時以川燙，有時以蒸煮後再加以乾燥製成。	有鎮靜作用，用於頭痛、肌肉疼痛、高血壓等時。
豬苓	豬苓菌 *Polyporus umbellatus* Fries（多孔菌科）	
	乾燥後的菌核。	具有利尿作用，使用於水腫或患部的腫脹等時。
陳皮	溫州蜜柑 *Citrus unshiu* Markovicz或者福橘 *Citrus reticulate* Blanco.	
	乾燥後的成熟果皮。	有健胃作用，用於消化不良或嘔吐等時。
當歸	當歸*Angelica acutiloba* Kitagawa或者東當歸*Angelica acutiloba* Kitagawa var. sugiyamae Hikino（繖形科）	
	將根部川燙後再加以乾燥製成。	用於因為血行障礙而引起的虛冷或疼痛、發炎症狀、貧血等時。
桃仁	桃 *Prunus persica* Batsch或者*Purnus persica* Batsch var. *davidiana* Maximowicz（薔薇科）	
	乾燥後的種子。	用於因為血行障礙所引起的疼痛或發炎症狀等時。
麥門冬	麥冬*Ophiopogon japonicus* Ker-Gawler.（百合科）	
	乾燥後的根部膨大部位。	有滋養作用，用於咳嗽或口渴等時。
薄荷	薄荷*Mentha arvensis* L. var. *piperascens* Malinvaud（唇形科）	
	乾燥的地上部位。	有發散作用，用於頭痛、焦躁感或搔癢等時。
半夏	半夏 *Pinellia ternata* Breitenbach（天南星科）	
	去除木栓形成層後的塊莖，經過乾燥製成。	有健胃鎮咳作用，用於噁心嘔吐或胃部不舒服、咳嗽或有痰等時。
白朮	關蒼朮*Atractylodes japonica* Koidzumi ex Kitamura（和白朮）或者唐白朮*Atractylodes macrocephala* Koidzumi (Atractylodes ovata De Candolle)（菊科）	
	乾燥的根莖。	有健胃利尿作用，用於消化不良或水腫等時。

名稱	基原	
	藥用部位	功效
茯苓	茯苓 *Wolfiporia cocos* Ryvarden et Gilbertson (*Poria cocos* Wolf)（多孔菌科）	
	菌核，去除外層後乾燥製成。	有健胃鎮靜作用，於食慾不振、噁心嘔吐、心悸、水腫等時。
附子	烏頭 *Aconitum carmichaeli* Debeaux或者和烏頭 *Aconitum japonicum* Thunb.（毛茛科）	
	將塊根用①②或③的加工法製成。 ①以高壓蒸氣處理法加工。 ②浸泡入食鹽、岩鹽或氯化鈣等水溶液中，再經過加熱或高壓蒸氣處理法加工。 ③浸泡入食鹽的水溶液後，再以氫氧化鈣塗布加工。	用於因虛冷而引起的疼痛或麻痺、全身功能低落等時。
防己	青風藤 *Sinomenium acutum* Rehder et Wilson（防己科）	
	藤蔓的莖與根莖橫切後乾燥製成。	用於水腫或疼痛等時。
芒硝	礦物性生藥	
	主要是十水合硫酸鈉。	用於下腹部發炎症狀或便祕等時。
防風	*Saposhnikovia divaricata* Schischkin（繖形科）	
	乾燥後的根及根莖部。	用於因虛冷所引起的疼痛或皮膚發炎症狀等時。
牡丹皮	牡丹 *Paeonia suffruticosa* Andrews（*Paeonia moutan* Sims）（毛茛科）	
	乾燥的根皮部位。	用於因為血行障礙所引起的疼痛或麻痺等時。
牡蠣	長牡蠣 *Ostrea gigas* Thunb.（牡蠣科）	
	貝殼。	有鎮靜作用，用於心悸或不安感等時。
麻黃	*Ephedra sinica* Stapf, *Ephedra Intermedia* Schrenk et C.A.Meyer或者 *Ephedra equisetina* Bunge（麻黃科）	
	乾燥後的地上莖。	用於惡寒或發熱、身體疼痛、咳嗽或皮膚的發炎症狀等時。

名稱	基原	
	藥用部位	功效
麻子仁	大麻Cannabis sativa L.（大麻科）	
	乾燥的果實。	有潤腸作用，使用於便祕時。
木通	五葉木通 *Akebia quinata* Decaisne或者三葉木通 *Akebia trifoliate* Koidzumi（木通科）	
	將藤莖橫切後加以乾燥製成。	有消炎利尿作用，用於水腫或發炎症狀等時。
木香	廣木香 *Saussurea lappa* Clarke（菊科）	
	乾燥的根部。	用於因為循環障礙而引起的疼痛或消化不良等時。
益母草	益母草*Leonurus japonicus* Houttuyn或者*Leonurus sibiricus* L.（唇形科）	
	乾燥花期的地上部位。	用於因為血行障礙而引起的下腹部疼痛等時。
薏苡仁	薏苡 *Coix lachryma-jobi* L.var.mayuen Stapf.（禾本科）	
	將除去種皮的種子加以乾燥製成。	有利尿排膿作用，用於關節的腫痛、皮膚疾病等時。
龍眼肉	龍眼*Euphoria longana* Lamarck（無患子科）	
	乾燥後的假種皮。	有滋養作用，用於因為體力低落而引起的心悸、不安感或失眠等時。
龍骨	大型哺乳類動物	
	骨骼化石。	有鎮靜作用，用於心悸或不安感等時。
龍膽草	龍膽 *Gentiana scabra* Bunge., 條葉龍膽 *Gentiana manshurica* Kitagawa 或者三花龍膽 *Gentiana triflora* Pall.（龍膽科）	
	乾燥的根及根莖。	有消炎作用，用於下腹部或皮膚的發炎症狀等。
連翹	連翹 *Forsythia suspense* Vahl (木犀科)	
	乾燥的果實。	有消炎排膿作用，用於皮膚或咽喉的發炎症狀等時。
蓮子	蓮 *Nelumbo nucifera* Gaertner（睡蓮科）	
	一般是將附著內果皮的種子加以乾燥製成，有時是除去胚芽後乾燥製成。	有滋養健胃作用，用於消化不良或下痢、下腹部的發炎症狀等時。

註：更多資料可參考中國醫藥大學的中醫藥資訊系統「嘗百草採眾方」。

附錄 2 代表性漢方藥一覽表

商品編號 處方名稱	構成生藥
	功效
5 安中散	桂皮、延胡索、牡蠣、小茴香、砂仁、甘草、良薑。
	神經性胃炎、慢性胃炎、胃下垂、胃‧十二指腸潰瘍、胃酸過多。
115 胃苓湯	厚朴、蒼朮、澤瀉、豬苓、陳皮、白朮、茯苓、桂皮、生薑、大棗、甘草、芍藥。
	夏天的神經痛、食物中毒、急慢性胃炎、腹痛等。
135 茵陳蒿湯	茵陳蒿、山梔子、大黃。
	肝炎、膽囊炎、蕁麻疹、失眠、自律神經失調症、口內炎。
117 茵陳五苓散	澤瀉、白朮、豬苓、茯苓、茵陳蒿、桂皮。
	嘔吐、宿醉、急‧慢性肝炎、水腫、蕁麻疹、膽結石、肝硬化、口內炎。
106 溫經湯	麥門冬、半夏、當歸、甘草、桂皮、芍藥、川芎、人參、牡丹皮、吳茱萸、生薑、阿膠。
	漏崩、更年期障礙、月經不調、不孕症、凍傷、腰腹部虛冷。
57 溫清飲	地黃、芍藥、川芎、當歸、黃芩、黃連、黃柏、山梔子。
	過敏性皮膚炎、濕疹、搔癢、月經不調、更年期障礙、痔瘡、神經症。
28 越婢加朮湯	石膏、麻黃、蒼朮、大棗、甘草、生薑。
	類風濕關節炎、水腫、腎炎、眼睛疾病、皮膚疾病、濕疹、急性結膜炎。
98 黃耆建中湯	芍藥、黃耆、桂皮、大棗、甘草、生薑、麥芽糖（飴糖）。
	過敏性皮膚炎、濕疹、虛弱體質、皮膚糜爛。
S-35 黃芩湯	黃芩、大棗、甘草、芍藥。
	急性大腸炎、下痢、消化不良、感冒性腸炎、嘔吐。
15 黃連解毒湯	黃芩、黃連、山梔子、黃柏。
	皮膚搔癢、蕁麻疹、濕疹、各種出血症狀、失眠、高血壓、自律神經失調症、宿醉等。
120 黃連湯	半夏、黃連、炙甘草、桂皮、大棗、人參、乾薑。
	因急性腸炎引起的腹痛、嘔吐、下痢、腸胃型感冒、口內炎、胃酸過多、宿醉。

此附錄中的「構成生藥」參考自北里大學東洋醫學綜合研究所所出版的《漢方處方集》（花輪壽彥、小曾戶洋監修）

商品編號 處方名稱	構成生藥
	功效
3 **乙字湯**	當歸、柴胡、黃芩、甘草、升麻、大黃。
	痔瘡、脫肛、肛門周圍發炎、陰部搔癢、痔瘡出血、便祕。
S-07 **葛根加朮附湯**	葛根、麻黃、桂皮、甘草、芍藥、大棗、生薑、蒼朮、附子。
	肩周炎、腕隧道症候群、感冒、肩頸僵硬、上半身類風濕性關節炎。
1 **葛根湯**	葛根、麻黃、大棗、桂皮、芍藥、甘草、生薑。
	感冒初期、結膜炎、中耳炎、鼻炎、肩頸僵硬、蕁麻疹、濕疹、偏頭痛等。
2 **葛根湯加川芎辛夷**	葛根、大棗、麻黃、甘草、桂皮、芍藥、辛夷、川芎、生薑。
	鼻炎、流鼻水、鼻腔發炎、花粉症、鼻竇炎。
137 **加味歸脾湯**	黃耆、柴胡、酸棗仁、白朮、人參、茯苓、遠志、山梔子、大棗、當歸、甘草、生薑、木香、龍眼肉。
	不安神經症、失眠、健忘症、貧血、憂鬱症等。
24 **加味逍遙散**	柴胡、芍藥、白朮、當歸、茯苓、山梔子、牡丹皮、甘草、生薑、薄荷。
	更年期障礙、失眠、顏面潮紅、多汗症、不安神經症、月經不調。
EK-401 **甘草湯**	甘草。
	咳嗽、急性咽喉炎、口內炎。
72 **甘麥大棗湯**	大棗、甘草、小麥。
	歇斯底里症、神經衰弱、小兒夜啼、失眠、癲癇、夢遊症。
324 **桔梗石膏**	桔梗、石膏。
	咳嗽、化膿等。
138 **桔梗湯**	甘草、桔梗。
	咽喉發炎、扁桃腺發炎、扁桃腺周圍發炎。
62 **歸脾湯**	黃耆、酸棗仁、人參、白朮、茯苓、遠志、大棗、當歸、甘草、生薑、木香、龍眼肉。
	神經衰弱、不安神經症、失眠、胃潰瘍、健忘症、貧血等。
77 **芎歸膠艾湯**	地黃、芍藥、當歸、甘草、川芎、艾葉、阿膠。
	痔瘡出血、不正常子宮出血、血尿、經血量過多、子宮內膜異位症、貧血等。

商品編號 處方名稱	構成生藥
	功效
M-23 **芎歸調血飲**	當歸、川芎、地黃、白朮、茯苓、陳皮、香附子、牡丹皮、大棗、甘草、烏藥、益母草、乾薑。
	產後的自律神經失調、神經症、月經不調、體力低落等。
50 **荊芥連翹湯**	黃芩、黃柏、黃連、桔梗、枳實、荊芥、柴胡、山梔子、地黃、芍藥、川芎、當歸、薄荷、白芷、防風、連翹、甘草。
	過敏性皮膚炎、中耳炎、鼻炎、扁桃腺炎、鼻竇炎、慢性鼻竇炎。
TY-026 **桂枝加黃耆湯**	桂皮、芍藥、大棗、生薑、甘草、黃耆。
	感冒、睡眠中盜汗、多汗症、皮膚疾病、汗皰疹。
TY-027 **桂枝加葛根湯**	桂皮、芍藥、大棗、生薑、甘草、葛根。
	感冒、頭痛、肩頸僵硬、肌肉疼痛等。
TY-028 **桂枝加厚朴杏仁湯**	桂皮、芍藥、大棗、生薑、甘草、厚朴、杏仁。
	感冒、上呼吸道發炎、氣喘、咳嗽等。
134 **桂枝加芍藥大黃湯**	芍藥、桂皮、大棗、甘草、大黃、生薑。
	便祕、大腸炎、過敏性腸症候群、大腸黏膜炎、宿便等。
60 **桂枝加芍藥湯**	芍藥、桂皮、大棗、甘草、生薑。
	大腸炎、過敏性腸症候群、便祕、腹部脹滿感、壓力型腹痛等。
18 **桂枝加朮附湯**	桂皮、芍藥、蒼朮、大棗、甘草、生薑、附子。
	關節炎、神經痛、類風濕性關節炎、偏頭痛等。
26 **桂枝加龍骨牡蠣湯**	桂皮、芍藥、大棗、牡蠣、龍骨、甘草、生薑。
	神經症、遺精、夜尿症、神經衰弱、心悸亢奮、性焦慮、眼睛疲勞等。
EK-18 **桂枝加苓朮附湯**	桂皮、芍藥、蒼朮、大棗、甘草、生薑、附子、茯苓。
	關節痛、神經痛、腰痛、腦中風後遺症等。
45 **桂枝湯**	桂皮、芍藥、大棗、甘草、生薑。
	感冒、頭痛、腹痛、神經痛、肌肉痛、潮熱、風濕性關節炎、神經衰弱等。
82 **桂枝人參湯**	桂皮、甘草、白朮、人參、乾薑。
	因為虛冷所引起的下痢、頭痛、腸胃炎、胃下垂等。

商品編號 處方名稱	構成生藥 功效
25 **桂枝茯苓丸**	桂皮、芍藥、桃仁、茯苓、牡丹皮。
	月經不調、子宮內膜炎、更年期障礙、虛冷症、潮熱、跌打損傷等。
125 **桂枝茯苓丸加薏苡仁**	薏苡仁、桂皮、芍藥、桃仁、茯苓、牡丹皮。
	子宮肌瘤、月經困難、更年期障礙、蕁麻疹、皮膚乾燥等。
S-10 **桂芍知母湯**	桂皮、知母、生薑、芍藥、麻黃、蒼朮、甘草、附子、防風。
	風濕性關節炎、知覺麻痺、神經痛等。
128 **啟脾湯**	蒼朮、茯苓、山藥、人參、澤瀉、陳皮、甘草、蓮肉、山楂子、大棗、生薑。
	食慾不振、消化不良、下痢、腸胃炎、潰瘍性大腸炎。
TY-037 **桂麻各半湯**	桂皮、芍藥、生薑、甘草、麻黃、大棗、杏仁。
	感冒、皮膚搔癢、蕁麻疹、咳嗽等。
70 **香蘇飲**	香附子、紫蘇葉、陳皮、甘草、生薑。
	感冒、神經衰弱、腹痛、胃炎、失眠、蕁麻疹、頭痛等。
95 **五虎湯**	石膏、杏仁、麻黃、桑白皮、甘草。
	感冒、支氣管炎、氣喘等。
63 **五積散**	蒼朮、白朮、陳皮、當歸、半夏、茯苓、甘草、桔梗、桂皮、厚朴、芍藥、川芎、大棗、白芷、麻黃、枳殼、乾薑。
	腰痛、坐骨神經痛、關節痛、更年期障礙、胃炎、虛冷症、肥胖。
107 **牛車腎氣丸**	地黃、牛膝、山茱萸、山藥、車前子、澤瀉、茯苓、牡丹皮、桂皮、附子。
	體力低落的人或是年長者的腰痛、坐骨神經痛、水腫、頻尿、身體麻痺等。
31 **吳茱萸湯**	大棗、吳茱萸、人參、生薑。
	虛冷症、偏頭痛、嘔吐、月經痛等。
56 **五淋散**	茯苓、黃芩、甘草、地黃、車前子、澤瀉、當歸、木通、山梔子、芍藥、滑石。
	膀胱炎、尿道炎、尿路結石、頻尿、排尿疼痛等。

商品編號 處方名稱	構成生藥
	功效
17 五苓散	澤瀉、白朮、豬苓、茯苓、桂皮。
	急性腸胃炎、暈車、水腫、腎炎、腎病症候群、膀胱炎、頭痛等。
12 柴胡加龍骨牡蠣湯	柴胡、半夏、桂皮、茯苓、黃芩、大棗、人參、牡蠣、龍骨、生薑、大黃。
	神經衰弱、歇斯底里、失眠、神經質、高血壓症、自律神經失調症等。
11 柴胡桂枝乾薑湯	柴胡、黃芩、栝蔞根、桂皮、牡蠣、甘草、乾薑。
	感冒、支氣管炎、肺炎、心臟神經官能症、神經衰弱、失眠、更年期障礙等。
10 柴胡桂枝湯	柴胡、半夏、黃芩、甘草、桂皮、芍藥、大棗、人參、生薑。
	感冒、支氣管炎、肺炎、肺結核、胃痛、胃潰瘍等。
80 柴胡清肝湯	柴胡、黃芩、黃柏、黃連、栝蔞根、甘草、桔梗、牛蒡子、山梔子、地黃、芍藥、川芎、當歸、薄荷、連翹。
	濕疹、皮膚病、慢性扁桃腺炎、神經症、慢性腸胃炎、淋巴結炎等。
96 柴朴湯	柴胡、半夏、茯苓、黃芩、厚朴、大棗、人參、甘草、紫蘇葉、生薑。
	支氣管炎、氣喘、感冒、不安神經症等。
114 柴苓湯	柴胡、澤瀉、半夏、黃芩、白朮、大棗、豬苓、人參、茯苓、甘草、桂皮、生薑。
	腎炎、腸胃炎、下痢、因天氣熱而引起的不舒服、水腫等。
113 三黃瀉心湯	黃芩、黃連、大黃。
	高血壓症、動脈硬化症、各種出血、潮熱、耳鳴、不安神經症等。
103 酸棗仁湯	酸棗仁、茯苓、川芎、知母、甘草。
	失眠、神經衰弱、神經症、自律神經失調症等。
501 紫雲膏	胡麻油、紫根、豬油、當歸、蜜蠟。
	皮膚龜裂、龜裂性濕疹、接觸性皮膚炎、燙傷、刀傷、凍瘡、褥瘡、痔瘡等。

商品編號 處方名稱	構成生藥
	功效
35 四逆散	柴胡、芍藥、枳實、甘草。
	膽結石、胃潰瘍、憂鬱狀態等。
75 四君子湯	人參、白朮、大棗、甘草、茯苓、生薑。
	腸胃虛弱、食慾不振、貧血、下痢、四肢無力、無力感、胃炎等。
46 七物降下湯	芍藥、當歸、黃耆、地黃、川芎、釣藤鉤、黃柏。
	高血壓症、動脈硬化症、頭痛、肩頸僵硬、潮熱、耳鳴等。
71 四物湯	地黃、芍藥、川芎、當歸。
	虛冷症、月經不調、更年期障礙、貧血等。
68 芍藥甘草湯	甘草、芍藥。
	抽筋、肌肉疼痛、關節痛、月經痛等。
S-05 芍藥甘草附子湯	芍藥、甘草、附子。
	坐骨神經痛、慢性關節炎、風濕性關節炎、肩頸僵硬等。
48 十全大補湯	黃耆、桂皮、地黃、芍藥、川芎、白朮、當歸、人參、茯苓、甘草。
	體力低落、疲勞倦怠感、貧血、虛冷症、神經衰弱、胃下垂等。
6 十味敗毒湯	桔梗、柴胡、川芎、茯苓、防風、甘草、荊芥、生薑、土骨皮、獨活。
	化膿性疾病、濕疹、蕁麻疹、中耳炎、淋巴結炎等。
99 小建中湯	芍藥、桂皮、大棗、甘草、生薑、膠飴。
	腹痛、虛弱體質、小兒夜啼、感冒、夜尿、神經症、貧血症等。
9 小柴胡湯	柴胡、半夏、黃芩、大棗、人參、甘草、生薑。
	肝功能障礙、肺炎、支氣管炎、感冒、腎炎、淋巴結炎等。
19 小青龍湯	半夏、甘草、桂皮、五味子、細辛、芍藥、麻黃、乾薑。
	過敏性鼻炎、花粉症、感冒、支氣管炎、流鼻水等。
22 消風散	石膏、地黃、當歸、牛蒡子、蒼朮、防風、木通、知母、甘草、苦參、荊芥、胡麻、蟬蛻。
	濕疹、過敏性皮膚炎、蕁麻疹、汗皰疹。

商品編號 處方名稱	構成生藥
	功效
104 **辛夷清肺湯**	石膏、麥門冬、黃芩、山梔子、知母、辛夷、枇杷葉、升麻、百合。
	鼻炎、鼻竇炎、鼻塞、慢性鼻竇炎等。
66 **參蘇飲**	半夏、茯苓、葛根、桔梗、陳皮、大棗、人參、甘草、枳殼、紫蘇葉、生薑、前胡、木香。
	感冒、支氣管炎、氣喘、肺炎、神經症、氣鬱等。
30 **真武湯**	茯苓、芍藥、蒼朮、生薑、附子。
	慢性胃炎、胃下垂、低血壓症、虛冷症、下痢、頭暈等。
136 **清暑益氣湯**	白朮、人參、麥門冬、黃耆、陳皮、當歸、黃柏、五味子。
	中暑、夏天胃口差導致消瘦、食慾不振、下痢、暑熱難耐。
111 **清心蓮子飲**	麥門冬、茯苓、黃芩、車前子、人參、黃耆、甘草、蓮肉、地骨皮。
	慢性尿道炎、慢性膀胱炎、慢性前列腺炎、前列腺肥大、糖尿病等。
90 **清肺湯**	當歸、麥門冬、茯苓、黃芩、桔梗、杏仁、山梔子、桑白皮、大棗、陳皮、天門冬、貝母、甘草、五味子、生薑、竹葉。
	慢性支氣管炎、肺炎、肺結核、氣喘、支氣管擴張症等。
53 **疏經活血湯**	芍藥、生地黃、川芎、蒼朮、當歸、桃仁、茯苓、威靈仙、羌活、牛膝、陳皮、防己、防風、龍膽草、甘草、白芷、生薑。
	坐骨神經痛、腰痛、變形性膝關節症、風濕性關節炎、肌肉疼痛等。
84 **大黃甘草湯**	大黃、甘草。
	便祕等。
100 **大建中湯**	人參、山椒、乾薑、膠飴。
	胃下垂、遲緩性下痢·便祕、腸阻塞、腹部脹滿感等。
8 **大柴胡湯**	柴胡、半夏、黃芩、芍藥、大棗、枳實、生薑、大黃。
	氣喘、高血壓症、動脈硬化症、胃·十二指腸潰瘍、膽結石、肥胖等。
133 **大承氣湯**	厚朴、枳實、大黃、芒硝。
	高血壓症、習慣性便祕、頭痛、神經症、食物中毒等。

商品編號 處方名稱	構成生藥
	功效
97 大防風湯	黃耆、地黃、芍藥、蒼朮、當歸、杜仲、防風、川芎、甘草、羌活、牛膝、大棗、人參、乾薑、附子。
	風濕性關節炎、關節炎、下肢運動障礙、半身不隨、痛風等。
74 調胃承氣湯	大黃、甘草、芒硝。
	胃部不適感、下腹部疼痛、脹滿感、便祕等。
47 釣藤散	石膏、釣藤鈎、陳皮、麥門冬、半夏、茯苓、菊花、人參、防風、甘草、生薑。
	頭痛、高血壓症、肩頸僵硬、頭暈、潮熱、失眠、更年期障礙等。
40 豬苓湯	澤瀉、豬苓、茯苓、阿膠、滑石。
	腎炎、腎結石、尿道炎、膀胱炎、膀胱結石、前列腺炎、排尿疼痛等。
105 通導散	枳殼、大黃、當歸、甘草、紅花、厚朴、陳皮、木通、蘇木、芒硝。
	跌打損傷、更年期障礙、腰痛、便祕、月經不調、月經痛、高血壓症等。
61 桃核承氣湯	桃仁、桂皮、大黃、甘草、芒硝。
	虛冷症、潮熱、月經困難症、更年期障礙、歇斯底里症、肩頸僵硬、習慣性便祕等。
86 當歸飲子	當歸、地黃、芍藥、川芎、防風、何首烏、黃耆、荊芥、甘草、蒺藜子。
	皮膚搔癢症、乾性皮膚疾病、老人性搔癢症等。
123 當歸建中湯	芍藥、桂皮、大棗、當歸、甘草、生薑、膠飴。
	產後腹痛、脫肛、腰痛、病後的體力低落、月經痛、下腹部疼痛等。
23 當歸芍藥散	芍藥、澤瀉、茯苓、川芎、當歸、蒼朮。
	月經不調、月經痛、不孕症、流產、頭暈、頭痛、水腫、貧血等。
120 當歸湯	當歸、半夏、桂皮、厚朴、芍藥、人參、黃耆、山椒、甘草、乾薑。
	肋間神經痛、心臟神經痛、狹心症、慢性胰臟炎、腹部脹滿感、腹部疼痛等。

商品編號 處方名稱	構成生藥
	功效
88 **二朮湯**	半夏、蒼朮、威靈仙、黃芩、香附子、陳皮、白朮、茯苓、甘草、生薑、天南星、羌活。
	頸肩腕綜合症、肩頸僵硬、肩周炎、五十肩等。
67 **女神飲**	香附子、川芎、白朮、當歸、黃芩、桂皮、人參、檳榔子、黃連、甘草、丁子、木香、大黃。
	更年期障礙、自律神經失調症、潮熱、頭暈、失眠、焦躁不安等。
32 **人參湯**	甘草、白朮、人參、乾薑。
	急・慢性腸胃炎、胃潰瘍、嘔吐、容易疲勞、病後的體力低落、慢性下痢等。
29 **麥門冬湯**	麥門冬、半夏、大棗、甘草、人參、梗米。
	支氣管炎、氣喘、感冒、發作性咳嗽、聲音沙啞等。
7 **八味地黃丸**	地黃、山茱萸、山藥、澤瀉、茯苓、牡丹皮、桂皮、附子。
	腎炎、膀胱炎、前列腺肥大症、糖尿病、夜間頻尿、高血壓症等。
16 **半夏厚朴湯**	半夏、茯苓、厚朴、紫蘇葉、生薑。
	神經性食道狹窄症、不安神經症、支氣管炎、氣喘、歇斯底里症等。
14 **半夏瀉心湯**	半夏、黃芩、甘草、大棗、人參、黃連、乾薑。
	神經性胃炎、腸胃炎、口內炎、十二指腸潰瘍、下痢、食慾不振等。
69 **茯苓飲**	茯苓、白朮、陳皮、人參、枳實、生薑。
	慢性胃炎、胃下垂、胃擴張、神經性胃炎、胃部膨脹感、嘔吐等。
79 **平胃散**	蒼朮、厚朴、陳皮、大棗、甘草、生薑。
	食慾不振、慢性胃炎、胃下垂、口內炎、胃擴張、消化不良等。
20 **防己黃耆湯**	黃耆、防己、蒼朮、大棗、甘草、生薑。
	多汗症、水肥型肥胖、骨關節炎、水腫等。
62 **防風通聖散**	黃芩、甘草、桔梗、石膏、白朮、大黃、荊芥、山梔子、芍藥、川芎、當歸、薄荷、防風、麻黃、連翹、生薑、滑石、芒硝。
	肥胖、習慣性便祕、高血壓、皮膚疾病、糖尿病、腦溢血後遺症等。

商品編號 處方名稱	構成生藥 功效
41 補中益氣湯	黃耆、白朮、人參、當歸、柴胡、大棗、陳皮、甘草、升麻、生薑。
	病後的體力低落、食慾不振、容易疲勞、胃下垂、脫肛、痔瘡等。
27 麻黃湯	杏仁、麻黃、桂皮、甘草。
	感冒、流感初期、肺炎、麻疹、發熱、惡寒等。
126 麻子仁丸	麻子仁、大黃、枳實、杏仁、厚朴、芍藥。
	習慣性便祕。
52 薏苡仁湯	薏苡仁、蒼朮、當歸、麻黃、桂皮、芍藥、甘草。
	骨關節炎、風濕性關節炎、神經痛、肌肉疼痛等。
54 抑肝散	蒼朮、茯苓、川芎、釣藤鉤、當歸、柴胡、甘草。
	神經症、癲癇、歇斯底里症、失眠、小兒夜啼、癲癇患者等。
83 抑肝散加陳皮半夏	蒼朮、茯苓、川芎、釣藤鉤、當歸、柴胡、甘草、陳皮、半夏。
	神經症、癲癇、歇斯底里症、失眠、小兒夜啼、癲癇患者等（適用抑肝散，同時想調理腸胃功能的時候使用）。
43 六君子湯	白朮、人參、半夏、茯苓、大棗、陳皮、甘草、生薑。
	慢性胃炎、胃下垂、胃潰瘍、消化不良、食慾不振、噁心嘔吐等。
118 苓薑朮甘湯	茯苓、白朮、甘草、乾薑。
	腰痛、坐骨神經痛、夜尿症、漏尿症。
87 六味地黃丸	地黃、山茱萸、山藥、澤瀉、茯苓、牡丹皮。
	排尿困難、頻尿、水腫、小兒發育不良、夜尿症、糖尿病、高血壓。

關於漢方藥的商品編號

只有數字的是日本株式會社ツムラ的漢方藥https://www.tsumura.co.jp/

（→主要是ツムラ的漢方藥，但也有跟其他製藥公司共通的編號）

S是三和生藥株式會社http://www.sanwashoyaku.co.jp/company/

TY是株式會社 東洋藥行https://www.toyo-yakuko.co.jp/company/outline.html

EK是クラシエ製藥株式會社http://www.kampoyubi.jp/

M是太虎精堂製藥株式會社http://www.taikoseido.co.jp/

後記

　　回首才發現，筆者之所以開始學習漢方，起因是老家經營漢方藥局。當時的我，在漢方生藥的獨特香氣與父親的漢方經驗談中成長，可以說是感受著漢方的魅力長大成人的。

　　然而，開始學習漢方才發現，身邊各式書籍都很艱澀，為了讀懂它們，我下了許多功夫。

　　本書是以漢方初學者為對象，全書使用了許多圖片，目標是希望能讓讀者容易入門學習為目標。

　　因緣際會下，筆者有幸在日本北里大學東洋醫學總合研究所中擔任藥劑師，累積了長達二十五年的臨床經驗。直到最近有機會站上講台，才深深發現講述漢方醫學的難處，因而每日鞭策自己要更加不斷精進學習，才能把漢方醫學講得更好。

　　如果這本書能成為各位學習漢方的敲門磚，並擁有讓各位在學習時的參考價值，我將為此感到非常榮幸。

　　值此書出版之際，我要向曾經提供我業務面協助的藥劑部藥局員們致上深深謝意。另外，我也由衷感謝認同本書企劃，並提供出版機會的北里大學花輪壽彥名譽所長、小田口浩所長、小林義典藥劑部門長。

　　希望各位讀者在閱讀時，如有發現謬誤與不足之處，請不吝提出意見與建言。

坂田幸治

索引

英文

OTC醫藥品.............52,143
QOL 12

ㄅ音

八綱......................17,44,45
不內外因..................38,39
本草..........................90,91
表證..............................44
濱防風..........................83

ㄆ音

脾虛..............................45

ㄇ音

麻黃...................69,140,141
麻黃附子細辛湯..........103
麻黃湯........................103
麻黃鹼；麻黃素....140,141
脈診.....................18,28,29
暝眩.................60,136,137

ㄈ音

附子..............................69
腹診.............18,28,29,46

ㄉ音

東洋醫學........................6
當歸.........35,69,82,83,84

ㄊ音

太極拳............................5
太極圖..........................43
同病異治..................20,21

ㄋ音

內因..........................38,39
牛膝........................80,81
濃縮藥劑.......50,51,53,55

ㄌ音

六君子湯....................105
裏證..............................44
龍膽........................80,81

ㄍ音

干擾素藥物..................140
甘味............96,97,138,139
甘草..69,80,81,136,140,143
甘草素....................140,141
桂枝湯........................103
高麗人參........................69
葛根湯....................20,103

ㄎ音

苦味............96,97,138,139
苦參........................80,81

ㄏ音

和田啟十郎.....................4
海馬........................80,81
寒證..............................44
黃帝內經.........................4
韓醫學............................6

ㄐ音

灸...................................5
君臣佐使..................48,49
金銀花....................82,83
津液..............................36
腳氣............................134
煎藥.............50,51,54,55
精進料理..................92,93

ㄑ音

切診.................16,18,28
牽牛子....................82,83
氣.......................16,30,33
氣功..............................5
氣血水.............17,30,31
氣逆..............................33
氣陷..............................33

氣虛.....................32,33,45
氣滯........................32,33

ㄒ音

下品.....................68,69,90
小柴胡湯....................103
心身一如........................8
血...........16,30,31,34,35
血虛...................34,35,45
血熱........................34,35
西藏醫學........................6
辛味............96,97,138,139
邪氣..............................10
香蘇散........................103
夏枯草....................82,83
虛實問證....................100
虛證..............44,100,101
鹹味............96,97,138,139
續斷........................82,83

ㄓ音

中品.....................68,69,90
中醫學..........................6,7
中藥..............................60
正氣..............................10
周禮........................88,89
治本..............................58
治標..............................58
炙甘草....................80,81
指壓..............................5
鍼...................................5
證..........................16,20

ㄔ音

柴胡桂枝湯................103

ㄕ音

上品.....................68,69,90
山椒..............................81
山藥..............................84
川芎........................82,83
水...........16,30,31,36,37

水毒..............................36
水滯..............................37
生薑...........................80,81
生藥...........................64,65
生體觀..........................8,10
石膏..............................69
身土不二.........................92
神農本草經................4,66,68
腎虛..............................45
傷寒論病論.......................4
實證...................44,100,101
說文解字......................66,67
熟地黃........................80,81

ㄖ音

日本藥局方...................76,77
忍冬...........................82,83
熱證..............................44

ㄙ音

四氣...........................70,71
四診...........................16,18
散劑..............................50
酸味.............96,97,138,139
隨證治療......................16,58

一音

陰虛...........................37,45
醫食同源.........................88
益母草........................82,83
薏苡仁............................69
藥膳.........................5,90,91
淫羊藿........................82,83
陽虛..............................45
養生............................5,86
尤那尼醫學....................6,7
陰陽論...................10,42,43
異病同治.....................20,21

ㄨ音

丸劑..............................50
五行說........................40,70
五味...........................70,71

五官（感）..............16,18
五性..............................97
五氣...........................94,95
五臟六腑..............16,17,40
外因...........................38,39
未病......................10,86,87
烏頭......................69,80,81
問診.............16,18,19,22,23
望診.............16,18,19,24,25
聞診.............16,18,19,26,27
誤治...................60,136,137

ㄩ音

瘀血...........................34,35

ㄚ音

阿育吠陀.......................6,7
阿膠...........................82,83

ㄢ音

按摩...............................5

Note

國家圖書館出版品預行編目(CIP)資料

(看圖自學)漢方醫學：氣血.五行.四診.八綱，
一本讀懂漢方.生藥原理與基礎運用方法 / 緒
方千秋, 坂田幸治作；簡毓棻譯. -- 初版. -- 新
北市：世茂, 2020.11
　面；　公分. --（科學視界；245）

ISBN 978-986-5408-36-7（平裝）

1.中醫

413　　　　　　　　　　　　　109013776

科學視界245

【看圖自學】漢方醫學：氣血・五行・四診・八綱，一本書讀懂漢方・生藥原理與基礎運用方法

作　　者／緒方千秋、坂田幸治
譯　　者／簡毓棻
主　　編／楊鈺儀
編　　輯／陳怡君
封面設計／LEE
出 版 者／世茂出版有限公司
地　　址／(231)新北市新店區民生路19號5樓
電　　話／(02)2218-3277
傳　　真／(02)2218-3239（訂書專線）
劃撥帳號／19911841
戶　　名／世茂出版有限公司　單次郵購總金額未滿500元（含），請加60元掛號費
世茂網站／www.coolbooks.com.tw
排版製版／辰皓國際出版製作有限公司
印　　刷／傳興彩色印刷有限公司
初版一刷／2020年11月

I S B N／978-986-5408-36-7
定　　價／350元